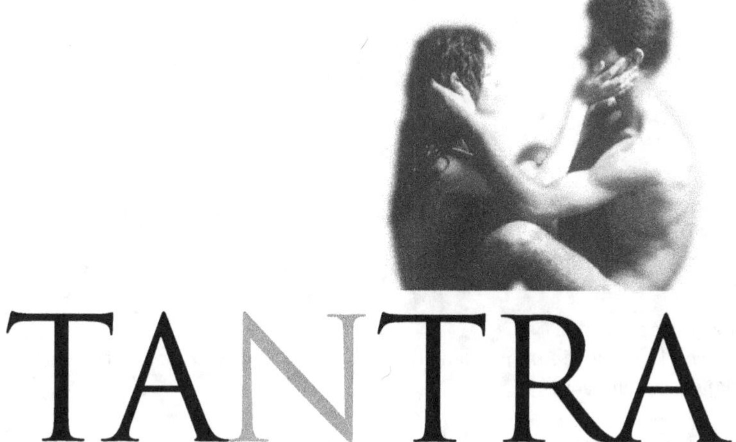

TANTRA

ZENN | las mil y una formas
de amar y gozar

Zenn

    Tantra / Zenn ; - 1a.ed. - Buenos Aires : Dos Tintas, 2008.

    1. Tantra. I. Título
CDD 294.385

ÍNDICE

PRÓLOGO

Muchas confusiones existen en occidente alrededor de la práctica del tantra. Sin embargo, poco a poco la disciplina gana nuevos y nuevos adeptos. Esto se da por el enorme poder del tantra y por lo beneficiosa que, para la vida en pareja, resulta su práctica.

Este libro pretende convertirse en una completa guía de la práctica del tantra que, a pesar de haber sido difundido en occidente en los últimos años como un mero método para desarrollar el potencial sexual, consiste, en realidad, en una bella y completa práctica con la que el hinduismo trata sobre el ser humano en todos sus niveles: psíquico, espiritual, emocional y energético.

Abordaremos, entonces, los aspectos universal y devocional del tantra esto es, entenderemos al tantra como una práctica completa y compleja, con hondas raíces filosóficas, y comprenderemos a la sexualidad que el tantra nos propone como un camino de evolución.

El libro, para esto, estará organizado de manera clara y sencilla: comenzaremos con una introducción que nos adentrará en la historia de la sexualidad. Y este será un punto de partida necesario, porque buscaremos entender cómo el tantra se inscribe en la tradición de la sexualidad humana como una disciplina superadora, como un camino para mejorar la vida propia (y, por supuesto, la vida de la pareja) a través del mejoramiento de la vida sexual.

Continuaremos luego con el capítulo primero, que estará dedicado a aclarar la siguiente duda: ¿de qué hablamos cuando hablamos de tantra? Este primer capítulo será fundamental para abrirnos paso en medio de los malentendidos y confusiones que rodean a la disciplina.

El segundo capítulo nos contará cuáles son los beneficios de la práctica del tantra, tanto para el individuo como para la pareja. Veremos como en las sociedades modernas, donde las parejas se deterioran con rapidez debido al estrés, la práctica del tantra se puede convertir en un formidable método para mantener viva (y acrecentar) la pasión de la pareja a través del trabajo sobre la energía sexual de la misma.

El tercer capítulo, por su parte, estará dedicado a la historia del tantra. Sabiendo de qué trata y para qué sirve, suponemos fundamental conocer algo más sobre el origen del tantra. Conocer algo más sobre la historia de la disciplina nos ayudará a entenderla como una práctica completa y compleja, basada en conocimientos hindúes milenarios, llena de misterio y sensualidad. El cuarto capítulo nos hablará entonces de la relación entre tantra y filosofía oriental.

El quinto capítulo, a su vez, estará dedicado al sexo tántrico. En él nos introduciremos al mundo del sexo y a las prácticas sexuales que nos propone el tantra.

Para finalizar, en el sexto y último capítulo aprenderemos que si bien no es necesario estar en pareja para practicar el sexo tántrico, el tantra funciona especialmente bien para mejorar la vida sexual de aquellas parejas que realmente se aman y estiman pero que, por diversas razones, no han logrado traducir en la cama (y de manera satisfactoria para ambos) todo aquel amor que se profesan.

El recorrido, lo anticipamos, es apasionante. La práctica del tantra es una práctica de amor y de pasión sagrada. También es dueña de misterio y sensualidad, y es capaz de alimentar las fantasías de todos los que conocen algo (aunque sea muy poco) de la disciplina.

La práctica del tantra es, además, tan beneficiosa para el individuo que la realiza, que los resultados estarán a la vista en poco tiempo y los resultados serán formidables: mejoramiento de la propia salud, reducción del estrés, mejoramiento de la vida sexual y de la comunicación de la pareja y un largo etcétera.

Por todo eso suponemos que usted estará ansioso por comenzar, y por todo eso también lo invitamos, sin más, a acompañarnos por este viaje introductorio al mundo del tantra.

Acompáñenos, se trata de un viaje fascinante.

INTRODUCCIÓN

Comenzaremos nuestro recorrido por el fascinante mundo del tantra con una breve historia de la sexualidad humana. Esta, veremos, evolucionó junto con la mentalidad del hombre, por lo que no fue igual en el mundo antiguo que en el mundo moderno. Conocer más sobre la sexualidad humana nos permitirá entender por qué el tantra se propone como una práctica sexual superadora, una práctica con la que el ser humano se acerca a lo sagrado que hay en él; una práctica, por lo tanto, a través de la cual el ser humano se acerca a sí mismo.

La vida sexual del hombre, veremos, comenzó en la prehistoria como una simple satisfacción del impulso reproductivo. Pero la propia capacidad de generar vida de la práctica sexual le hizo ganar, rápidamente, un lugar predominante en los rituales religiosos.

Más tarde la sexualidad fue perseguida y reprimida por la sociedad, pero, en la actualidad, la civilización superó el estadio represivo para intentar desarrollarla de una manera plena y racional. La popularidad que el tantra ganó en occidente en los últimos años se inscribe, entonces, en un período en el que el hombre, dejando de lado antiguos prejuicios y preconceptos, entiende que una vida sexual plena no sólo mejora el ánimo de las personas sino que también alarga la vida y beneficia la salud.

El sexo en la antigüedad

La relación del hombre con su propio cuerpo y la idea que él mismo se hizo de su propia vida sexual no fue la misma a lo largo de la historia. Esto significa que el hombre en ocasiones exaltó al sexo y en otras ocasiones lo condenó, significa que a veces

el hombre consideró al sexo como algo que lo acercaba a la divinidad y a veces como algo que lo alejaba de la misma.
Durante la época anterior al descubrimiento de la agricultura, cuando los hombres se organizaban en tribus de cazadores y recolectores, la vida humana era nómade. La propia persecución de la caza y la búsqueda de frutos obligaba a un constante cambio de refugios; bajo estas condiciones, la unión sexual no significaba más que una satisfacción inmediata, determinada por la búsqueda de placer.

Con el descubrimiento de la agricultura el acercamiento al tema sexual se modificó. La agricultura misma se basó en la comprensión del ciclo vital, y lo dador de vida (la tierra) pasó a ser glorificado. La tierra se convirtió en algo sagrado y pleno de poderes, porque el hombre confiaba en ella (y en su capacidad de producir alimentos) como garante de su propia supervivencia.
Por otra parte, la agricultura hizo que las tribus de cazadores y recolectores dejaran de ser nómades y se establecieran en un territorio. La vida pasó a ser más cómoda y previsible así, con menos apuros por sobrevivir, los hombres y las mujeres pudieron por fin conocer con mayor amplitud el goce de reproducirse.
Los hijos producto de la unión sexual comenzaron, además, a ser fruto de alegría para sus progenitores. En las sociedades agrícolas los hijos significan mano de obra para las tareas del campo, por lo que comenzaron a ser alegremente bienvenidos y la mujer fértil pasó a ser identificada con la tierra, madre universal y dadora de vida y sustento.
Así, con una visión del mundo menos desesperante, el goce sexual pudo ocupar un papel más importante dentro de la vida social. La función sexual adquirió entonces carácter de fiesta y ritual. Esto llevó a elevar el misterio sexual al carácter de divinidad, hizo que lo sexual se considerase sagrado.

Los pueblos de la Mesopotamia desarrollaron entonces ritos y festejos para rendir culto a su divinidad protectora de la sexualidad, Astarté. Más tarde los siguieron los griegos y latinos, que adoraron a la misma divinidad bajo los nombres de Afrodita y Venus, Hera y Juno. Estas diosas representaban, en conjunto, el goce sensual y la preservación de la especie que de él resulta; representaban, en definitiva, la vida y lo misterioso que hay en ella.

En las culturas helénica y latina el acto sexual llegó a ser una manifestación religiosa. Las orgías dedicadas a Dionisio o Baco, divinidad masculina de la sexualidad, fueron al principio verdaderos rituales del amor. En ellos se ofrecía a los dioses un presente para propiciar sus favores, el acto sexual colectivo en su honor. Con el correr del tiempo, empero, esta creencia perdió su base religiosa y se transformó en mero exceso hedonista (es especialmente famoso el caso de las orgías romanas, que llegaron a dimensiones monstruosas -otros dirían fabulosas- durante ciertos períodos de la historia del imperio).

En este período se consolidó también la exaltación del potencial sexual masculino a través de las imágenes divinas, especialmente la de Apolo. La gente veneraba a Apolo como un dios pleno de belleza física y espiritual, así como de fortaleza y valor. De su imagen surgió el concepto de belleza apolínea, que marca hasta nuestros días, con muy pocas variaciones, el prototipo del hombre viril, apuesto y sensual.

Apolo asume simbólicamente las aptitudes del varón llevadas a la perfección, especialmente en su rol de amante, Apolo es el amante perfecto. Su relación de conquistas divinas y humanas sólo se compara a la de su padre Zeus, pero Apolo (o Febo, como lo conocieron los griegos) se acercaba más a la simpatía de los mortales porque sus aventuras amorosas no siempre terminaban bien; en una ocasión, cuenta la leyenda, en que Apolo engañaba a Vulcano con su esposa, la bellísima Afrodita, ambos fueron descubiertos y expuestos al ridículo por el marido (este rasgo muy humano del dios debió, seguramente, atraerle las simpatías de no pocos amantes que alguna vez fueron, como Apolo, atrapados y castigados).

Esta rica vida sexual de griegos y de romanos alimentó la imaginación de los hombres a lo largo de los siglos. Pero si bien fueron épocas en las que la sexualidad se vivió de manera abierta y desprejuiciada, la imagen de desenfreno y perversión sexual con que se identifica, en ocasiones, a griegos y romanos resulta, si embargo, exagerada. Esta imagen es más bien producto de la idea que el hombre se hizo de estas civilizaciones en siglos posteriores, y especialmente fruto de la propaganda de religiones que favorecían la castidad.

Dos caminos diferentes: el sexo a oriente y occidente

Al período clásico de la historia siguió el período de la antigüedad tardía y, posteriormente, la Edad Media. Fueron siglos en los que se expandieron por occidente las tres grandes religiones monoteístas que, aún hoy, son predominantes: hablamos del judaísmo, el cristianismo y el islamismo.

La religión judía fue de las primeras en reprimir la sexualidad. Para el rígido Antiguo Testamento, la función de la mujer era procrear para así perpetuar la existencia del pueblo elegido. Esto llevó a considerar insana cualquier relación sexual que tuviese por objetivo la búsqueda del placer: las únicas relaciones sexuales que no ofenden a Dios, en esta visión, son aquellas que se mantienen para procrear. El sexo pasó a ser considerado algo sucio y digno de ocultamiento.

El cristianismo en principio cambió esta visión con sus prédicas revolucionarias sobre el amor a los semejantes (recordemos que Jesús aceptó a María Magdalena a pesar de tratarse ésta de una prostituta), pero cuando fue hecho religión oficial del imperio romano, sin embargo, comenzó a designar a la sexualidad como algo impuro y despreciable.

El islamismo, por su parte, reprimió ferozmente a las mujeres, las cuales perdieron la capacidad de gozar de su sexualidad para convertirse en objetos de los que el varón gozaba y sobre los que decidía.

En occidente, entonces, la Edad Media ocultó a la sexualidad bajo pesados ropajes. El catolicismo, triunfante en Europa, perseguía a judíos y musulmanes a la vez que difundía el temor al propio cuerpo, esto en su afán, afirman los historiadores, de influir sobre el hombre política y psicológicamente a través del control total del cuerpo, de la mente y del espíritu.

En oriente, por su parte, sucedía lo contrario. La sociedad buscaba el conocimiento y el desarrollo de las funciones sexuales (a pesar del ascetismo que recomendaban religiones como la budista. La diferencia, justamente, reside en que el ascetismo era recomendado por algunos pero nunca condenada la práctica sexual). En la India surgieron, por ejemplo, libros hoy clásicos como el *"Kamasutra"*, que enseñaban las maneras de convertir el goce de la sexualidad en una experiencia casi mística. Gran parte de estos tratados clásicos sobre sexualidad serían valorados en occidente desde la década de 1960, pero nos estamos adelantando a la historia.

El sexo en occidente: los prolegómenos de la revolución sexual

En occidente, la represión política y religiosa de la libre sexualidad se mantuvo hasta bien entrado el siglo XX. Sin embargo, desde el siglo XVIII se dieron diferentes cambios en la mentalidad social. Algunos fueron espectaculares y otros poco perceptibles, pero todos marcaron el camino hacia la revolución sexual que ocurrió en la década de 1960 y que nos legó una forma de pensar la propia sexualidad que hoy es la dominante.

A finales del siglo XVIII el Marqués de Sade introdujo en Francia una nueva visión del placer sexual. Esta fue entendida en su tiempo como mera incitación a la perversión y al crimen, por lo que le valió a su autor la persecución y la cárcel (los amantes de la historia gustarán de saber que el Marqués fue uno de los liberados en la toma de la Bastilla que ocurrió el 14 de julio de 1789 y que significó el inicio de la Revolución Francesa y, con ella, de la modernidad). Los escritos de Sade marcan en occidente el renacimiento del interés por las capacidades sexuales.

Durante el siglo XIX comenzó a estudiarse a la sexualidad humana con mayor serenidad y tolerancia, aunque la visión predominante en la sociedad fue la de seguir considerando a lo sexual como algo impuro y reprobable.

El inicio del XX, por su parte, marcó el principio de un importante movimiento de liberación femenina. Este sentó las bases para situar a la mujer en un plano de igualdad con el hombre. La mujer pudo, entonces, desarrollar su sexualidad de una manera más auténtica. Lentamente empezaron a desecharse los tabúes sobre el cuerpo y su capacidad sexual.

En esto tuvo mucho que ver el psicólogo Sigmund Freud, que a principios de siglo dio a conocer sus revolucionarias teorías sobre la sexualidad humana, teorías que conmocionaron la mentalidad de la sociedad occidental. Las teorías de Freud causaron bastante escándalo y consternación (las madres, por ejemplo, se sobresaltaron cuando el médico vienés afirmó que sus bebés experimentaban deseos sexuales con el contacto de sus pechos) y los machistas se enfurecieron al escuchar que sus conductas ocultaban tendencias homosexuales inconscientes.

Lo positivo fue que estas explicaciones de la conducta humana condujeron a una verdadera revolución sexual. Hombres y mujeres comenzaron a preocuparse por entender mejor el desarrollo de sus capacidades y habilidades sexuales. Las teorías de Freud pusieron sobre el tapete una cuestión (la sexual) que por largos años había sido considerada, en occidente, indigna de ser tratada (e incluso mencionada).

El sexo en occidente: la década de 1960

A partir del fin de la Segunda Guerra Mundial el interés por las técnicas sexuales creció a un ritmo sorprendente. Las dos grandes guerras hicieron tambalear las bases filosóficas en las que se basaba el pensamiento occidental, y las personas comenzaron a exigir mayores y mayores libertades (a nivel político estas ya habían sido logradas, pero la liberación de la mente tardó un poco más en producirse).

Se produjo entonces una apertura hacia todo aquel conocimiento sobre la sexualidad humana, lo que marcó la irrupción en occidente de las ideas orientales sobre el sexo. Así, los occidentales conocimos al tantra y, luego de años de ser ignorados, los antiguos tratados eróticos orientales, como el *"Kamasutra"*, se convirtieron en auténticos *best-sellers*.

La década de 1960, con sus movimientos juveniles de transformación política, económica y ética, trajo aparejado un cambio decisivo en lo que a la consideración del sexo tantra. La sexualidad se consideró desde entonces como una cualidad única del ser humano para lograr una unión anímica y física con sus semejantes. Cambió así, sustancialmente, la actitud de las sociedades hacia el conocimiento de la sexualidad y sus manifestaciones (los *hippies*, en este contexto, abrazaron todo aquel conocimiento sobre el propio ser humano que provenía de oriente como una manera de clamar contra la represión que en occidente existía sobre los cuerpos desde el triunfo de las religiones monoteístas).

El sexo hoy: un encuentro con oriente

En nuestros días la sexualidad ocupa un lugar importante dentro de la vida cotidiana. El cuidado por desarrollarla en forma libre y plena se hace cada vez más evidente y necesario en la civilización moderna. Hoy, se sabe, una vida sexual plena, es considerada por todos los individuos como deseable y necesaria.

El problema, creemos, es que occidente, por el tabú en que el sexo se convirtió durante largos siglos, no cuenta con el conocimiento sobre el tema que permita a los individuos desarrollar las propias capacidades sexuales de manera plena. Y es para eso, para lograr una vida sexual plena que hoy es considerada como necesaria, que se produce el encuentro con el conocimiento oriental sobre las prácticas sexuales, conocimiento que, como vimos, occidente por largos siglos había despreciado. Y el pensamiento oriental sobre el sexo es rico, complejo y variado.

El conocimiento del tantra, una de las milenarias formas de conocimiento orientales sobre el sexo, se convierte hoy no solo en deseable sino en extremadamente recomendable para lograr una vida sexual plena. Fruto de largos siglos de evolución del pensamiento hindú, el tantra se propone situar al desarrollo de la propia sexualidad en el centro de la vida de las personas.

Una sexualidad plena, afirma el pensamiento tántrico, ayuda a mejorar la vida del individuo no sólo a nivel físico sino también a nivel mental y espiritual. Una vida sexual plena, afirma el tantra, nos hace mejores personas porque nos hace más completos; una vida sexual plena, afirma el tantra, nos acerca a la divinidad porque nos hace descubrir lo sagrado que hay en nuestro propio cuerpo, capaz de generar vida allí donde no la hay a través de la práctica del amor y del acoplamiento de la pareja.

CAPÍTULO 1
¿QUÉ ES EL TANTRA?

El tantra, como ya mencionamos en nuestro libro, es el culto del éxtasis. El placer y el éxtasis son celebrados en el tantra en todo aquello que sea bello y sensual a la vista, al gusto, al olfato, al tacto y al oído. El tantra conduce, por eso, y entre otras cosas, a un refinamiento de los sentidos.

El tantra es una ciencia mística que entiende que existe una unidad entre individuo y universo y que actúa para potenciar esa unidad, por eso las personas que quieran comprenderlo deben estar dispuestas a sumergirse en una activa meditación interior. El tantra es, además, una manifestación de la sensibilidad del hinduismo que abraza toda forma de creatividad y expresión, como la danza, la música, y el masaje. El tantra todo lo abarca porque trata con energías universales, que están en todos lados, en el propio individuo y en todo lo que éste produce.

El propio significado de la palabra tantra, en sánscrito tejido o telar (entendiendo a este como el que todo lo une, como lo que todo lo abarca, como lo universal), expresa la fuerza de la unión; unión de todo lo que existe en el universo, unión que se manifiesta y se expande continuamente como una ola cósmica formada por diferentes energías. El tantra entiende que todos los seres humanos son parte de esa ola cósmica como lo son todo tipo de energía y materia. El tantra incluye, por esto, a todo lo humano: pensamientos, acciones y materia física.

Esta visión que propone el tantra, del universo como una serie de energías entrecruzadas (como las telas de un telar), se traduce en una práctica mediante el cual el tántrico se conecta con lo más sagrado a través del éxtasis físico. En esta milenaria visión convergen, por otra parte, rituales, mitos, filosofía y una tupida red de signos y símbolos provenientes de las versiones más antiguas del hinduismo.

Aunque el tantra como cuerpo filosófico va conformándose a partir del siglo IV d.C. (en manuscritos llamados, justamente, tantras, redactados en sánscrito o en lenguas vernáculas), sus raíces se pierden en la noche de los tiempos. Muchos de sus más significativos principios iniciáticos cuentan con más de cinco milenios de antigüedad. El tantra, así, se convierte en una de las más antiguas formas de conocimiento acerca del hombre y de su sexualidad, conocimiento que se expande y resiste gracias a su poder de brindar beneficios concretos a sus practicantes.

El tantra dice sí a la vida, lanzando ese poderoso sí a todas las experiencias que los hombres más apreciamos cotidianamente como el amor por nuestros amantes o nuestros hijos, o el intenso goce que pueden producirnos la naturaleza, las artes o la contemplación de la belleza. El tantra, con este ¡sí!, afirma que en lugar de suprimir el placer y el éxtasis en todos sus matices, podemos encausarlos para obtener de ellos una fuente de energía sin precedentes (esto, claro, en contraste con el firme y duro ¡no! que lanza la tradición brahmánica oficial en la India: un no contra el mundo, contra el goce, contra el placer). En el tantra, entonces, toda la vida (en cada uno de sus aspectos, incluyendo la sexualidad), es celebrada como sagrada.

Abrazando el tantra los seres humanos se tornan más completos y más reales, ya que el mismo permite descubrir partes de la propia sensualidad dormidas y reprimidas. El tantra, además, enseña a usar la energía que en esas zonas dormidas y reprimidas existe para el propio mejoramiento y la propia evolución.

Por eso familiarizarnos con el tantra nos ayuda a disfrutar de la vida más allá de la pena o el dolor, que siempre deben ser entendidos como pasajeros. Para esto, para disfrutar de la vida de manera plena, el cuerpo físico debe cultivarse con gran esmero, ya que se convierte en un templo para la experiencia sagrada, en un templo donde se encuentran lo individual con la universal o el individuo con lo sagrado.

El tantra es, después de todo, una forma de vivir y de actuar donde sólo la disciplina en actos auténticos, tanto físicos como mentales, pueden cambiar el cuerpo y la conciencia (la simple lectura, entonces, no será suficiente. Esto es bueno, significa que después de leer este libro será cuestión de poner manos a la obra).

Tantra, el sexo ritual

El tantra, dijimos, no es una creencia o una fe, sino una forma de vivir y de actuar. Hoy día lo conocemos por los textos manuscritos llamados tantras redactados, como dijimos, en sánscrito o en lenguas vernáculas. Solamente unos pocos de los textos que sobreviven han sido publicados, y son menos aún los traducidos al castellano. Fueron compuestos en el enorme continente que es la India (lo llamamos continente porque contiene en su interior diversas lenguas y culturas), en distintos períodos y lugares, a modo de enciclopedias de filosofía, y copiados y aumentados muchas veces a lo largo del tiempo.

Estos textos recibieron el nombre de tantras e incluyen información sobre conocimiento espiritual, tecnología y ciencia. Como en todo texto antiguo, su lenguaje es poético y, en ocasiones, ambiguo; esto, porque ciencia y poesía van, en ellos, de la mano (incluso los conocimientos más prácticos están escritos en formas bellas y poéticas; las metáforas, por ejemplo, son muchas y muy luminosas).

En estos textos la energía sexual es considerada la fuerza más poderosa con la que cuenta el ser humano, fuerza que afecta todo lo que el individuo realiza desde el nacimiento hasta la muerte. El éxtasis sexual es visto como una posibilidad de experimentar la divinidad.

El tantra fue cultivado en oriente como una ciencia y un arte que consisten en prolongar el punto más alto del éxtasis sexual. Los hindúes descubrieron que el acto de hacer el amor puede convertirse en un vehículo natural para explorar estados elevados de conciencia en tanto se profundice en la intimidad de los dos compañeros o amantes. No existe meta en el sexo tántrico, sólo el momento presente de perfecta y armoniosa unión entre la pareja.

Así, el sexo dentro del tantra es meditativo, espontáneo e íntimo; lo que se busca es proyectar la energía del orgasmo no hacia la disipación sino hacia estados de conciencia elevados. Esto transporta la propia sexualidad desde el plano del hacer al plano del ser, enseñando a reverenciar al compañero y a transformar el acto del sexo en un sacramento del amor.

Muchas personas han tenido, seguramente, la gran fortuna de experimentar momentos en el amor donde los límites se disuelven, momentos donde la interconexión con el amante es tal que los miembros de la pareja se vuelven uno. Esta experiencia, desafortunadamente, no es usual.

El tantra nos enseña a elevar y prolongar esta conexión mágica que se desenvuelve entre un hombre y una mujer cuando ellos se pierden en el éxtasis del amor y consiguen fundir la naturaleza dual de su sexualidad en una extática unión; una unión donde lo masculino y lo femenino se vuelven partes de un todo como en el símbolo chino del *ying* y el *yang*.

Los occidentales no hemos sido entrenados en la destreza requerida para extender este fugaz momento, pero existen desde la antigüedad técnicas específicas que han sido desarrolladas para desenvolver y sostener estos estados. Por esto, en la India los tántricos pasan muchos años bajo la guía de maestros espirituales aprendiendo rituales y técnicas yóguicas de purificación y dominio del cuerpo y de la mente. Estas prácticas despiertan el poder de sus energías psíquicas y les permiten alcanzar elevados estados de conciencia.

Tantra, transformar la divinidad latente en suprema

El tantra nos propone elevar nuestra consciencia hasta fundirnos con la divinidad; se parte de la idea de que en cada uno de los seres humanos existe la divinidad, en forma latente; el proceso de transformar la divinidad latente en la divinidad suprema se conoce, justamente, como tantra *Sádhaná.*

La divinidad que duerme en el hombre se denomina, en el lenguaje de los tántricos, *Kundalini.* El auténtico espíritu del tantra *Sádhaná* consiste en infundir una vibración en la *Kundalini* e impulsarla hacia la meta espiritual.

Para lograr la auto-trascendencia se emplean diferentes tipos de rituales ellos incluyen, claro, a la sexualidad sacralizada. El tantra enseña que no hay una separación entre lo divino y el mundo cotidiano, sino que lo divino puede ser encontrado en la existencia ordinaria.

Método para lograr la vibración de la *Kundalini,* el tantra consiste en instrucciones para el culto, prácticas de iniciación, meditaciones, utilización de sílabas sagradas *(mantras)* e imágenes interiores *(yantras).*

Si bien en occidente sólo se ha conocido la parte del tantra que refiere a las prácticas sexuales, hay que entender que los diversos ejercicios sexuales que nos propone la disciplina se consideran una clave antiquísima para alcanzar la felicidad sexual y la fuerza física, pero también para elevar el espíritu y la mente. El tantra occidentalizado es un tantra de bases y paredes endebles. La práctica del tantrismo como una especie de gimnasia sexual es, entonces, inadecuada e incompleta. En una iniciación inimaginable para el hombre occidental, al discípulo del tantra se le transmiten conocimientos detallados sobre el comportamiento sexual humano y la intensificación del placer, pero también sobre métodos para elevar el espíritu y hacer volar la propia consciencia hasta allí donde el individuo se funde con lo sagrado, hasta el magma primigenio, hasta el punto de fusión de todo lo creado. Esto es lo que transforma al tantra en un culto y lo diferencia de una mera gimnasia.

Pero si bien el tantra es un culto, no es una religión, y un ritual tántrico no es una misa pagana, sino más bien la repetición de actos significativos destinados a liberarnos de la rutina cotidiana para así acceder a las realidades supremas ocultas en nosotros mismos.

Tantra, uno más uno es uno

El tantra propone la unión completa entre hombre y mujer. La pareja que se encuentra sexualmente a través del tantra es una pareja formada por individuos completos, porque cada uno de ellos, como individuo, se conecta con la divinidad y se transforma en un ser total. La pareja que copula, entonces, se convierte en la unión de dos entidades divinas, opuestas y complementarias.

El hombre y la mujer, en el tantra, deben ser entendidos como personificaciones de las fuerzas primigenias del ying y del yang si bien cada uno es uno y particular lo más importante es que logran fundirse en una unidad que tiene sentido y existencia propios; los amantes están tan íntimamente unidos entre sí que no existe diferencia entre ellos.

En la experiencia de la totalidad, en la unión total y la fusión física, anímica y espiritual, el hombre participa de su origen: se encuentra con su divinidad, la unidad, la iluminación. El tantra todo lo abraza. Así como todo lo abraza, los opuestos son vistos como complementarios y el concepto femenino y masculino son vistos como polaridades que se encuentran en todo ser humano. Así, en el tantra, un hombre puede explorar su suavidad, su receptividad, su vulnerabilidad (es decir, sus aspectos femeninos), esto le permitirá relajarse y hacer el amor sin meta alguna, permitiéndose recibir. La mujer, por su parte, puede conducir el acto sexual tomando la iniciativa, guiando y dando placer a su compañero.

A pesar de esto el hombre no pierde su masculinidad ni la mujer su femineidad.

Simplemente ellos expanden su potencial para incluir la otra polaridad, cuando ambas polaridades se funden los amantes se sienten ingresar en una nueva dimensión, sienten que comprenden el sentido de lo sagrado, que pueden acceder al manejo de la fuerza de la vida misma.

Esta conexión entre los amantes y entre ellos y la divinidad proyecta la conciencia desde el plano físico hacia el plano del poder y la energía. Así, el tántrico se siente unido a través de su pareja a todo lo que vive y ama, siente que es parte de la gran danza de la existencia misma, siente que es uno con ella.

A los ojos del tantra, entonces, hombre y mujer son uno (podríamos decir, entonces, que el tantra es aquella disciplina que nos enseña que no siempre uno más uno resulta igual a dos, en el tantra uno más uno, aunque parezca paradójico, es igual a uno). Esto es posible porque se parte de la idea de que, en el inicio de todo, existe una unidad original. El fin supremo del tantra es llegar al conocimiento sobre esta unidad primera.

Tantra, la fórmula sagrada

El tantra es una disciplina, dijimos, antiquísima. Su formula no ha sido investigada en laboratorios modernos, sino experimentada y comprobada a través de milenios en el laboratorio del cuerpo humano por científicos *Yoguis, Lamas* tibetanos que no fueron conducidos por un deseo comercial, sino por un deseo espiritual de conocimiento y de liberación. La búsqueda, siempre, estuvo dirigida por el deseo de liberarse de las sensaciones cotidianas a través de la profundización de las mismas (es por esto que la disciplina es conocida, como ya expresamos en nuestro libro, como el culto del éxtasis).

La antigua y compleja procedencia de los textos que nos enseñan los tantras hace que los mismos (como los tratados avanzados de la ciencia occidental y debemos entender que los tantras mismos son tratados científicos, solo que producidos en otro tiempo y lugar) sean difíciles de comprender sin preparación.

Los tantras requieren un entrenamiento previo para ser comprendidos en su totalidad, porque la del tantra es la disciplina espiritual que trabaja directamente con la energía sexual. Incluye, claro, ejercicios que ayudan al practicante a llevar la atención a todas las sensaciones del cuerpo.

Estas técnicas que nos propone el tantra ayudan enormemente a los practicantes, que aprenden, a través de los mismos, a liberarse de las tensiones y preocupaciones cotidianas, ya que el cuerpo, la mente y las experiencias pasadas interfieren en nuestro despertar espiritual y en nuestra habilidad para el amor. Esta disciplina, entonces, no nos propone una mera guía de prácticas sexuales sino que debe usarse para remover nuestros pasados hábitos mentales, psíquicos, y emocionales y así lograr la liberación.

Tantra, las diversas tradiciones

El tantra es la enseñanza de la aceptación total; esto, porque en el tantra no hay bueno ni hay malo, todo es aceptado tal como es, todo lo que existe es sagrado.

El del tantra es un mundo antiguo y complejo. De su antigüedad depende su propia complejidad, porque a medida que el tiempo fue pasando se fueron desarrollando diferentes tipos de tantra todos con una raíz común, pero todos diferentes. Estos diferentes tipos de tantra manejan el mismo tipo de información y de conocimientos, pero las propuestas que nos hacen son diferenciables (aunque sea, en ocasiones, por matices).

Las diversas tradiciones nos dejaron tres tipos de tantra. Cada una de ellas es tantra, y los practicantes todos son tántricos, porque buscan la elevación a través del goce, pero existen entre ellas diferencias palpables -aunque a veces no a nivel práctico sino filosófico o religioso. Esto porque las 3 tradiciones de tántricos parten de cosmovisiones diferentes.

Las tres clases de tantra son:

        • Tantra Hindú.
        • Tantra Tibetano.
        • Neo-Tantra.

Existen muchas diferencias entre el tantra hindú y el tantra tibetano. Mientras que el tantra hindú está relacionado profundamente con los dioses hindúes, el tantra tibetano está relacionado con las deidades budistas.

El neo-tantra ha nacido de una mezcla de tantra hindú, tantra yibetano y psicología occidental. Es una mixtura moderna que surgió en el siglo XX, y que se popularizó en occidente. El neo-tantra no tiene deidades.

Veamos algunas características de estos 3 tipos de tantra:

• El tantra hindú:

Fue desarrollado para ser cultivado por las clases altas de la sociedad recordemos que la India es una sociedad de castas, es decir que existen allí individuos de diversas categorías. Al ser desarrollado para la elite (y, claro, por ella misma), fue creado para ser practicado en un ambiente socialmente cerrado. Se practica en grupos de parejas las cuales llegan a conformar una casa; la elevación espiritual a través del goce se realiza entre miembros de la misma casa. El tantra Hindú se compone de diversos rituales necesarios para el progreso espiritual del devoto, y su estudio debe de hacerse bajo la guía directa de un gurú. Para convertirse en gurú, el tántrico debe reunir las más altas calificaciones en lo que hace a la práctica de la disciplina, por lo que no todos pueden ser gurús o maestros de tantra. Cuando se explora el tantra hindú, el devoto debe revisar cuidadosamente al maestro y todas sus cualificaciones.

Siendo el sexo el aspecto más llamativo del tantra, debe recordarse que el mismo debe de ser utilizado en beneficio del progreso espiritual del devoto; el sexo no debe ser utilizado en forma degradante ni decadente, los rituales meramente hedonísticos no son considerados apropiados para el progreso espiritual de un devoto serio.

• El tantra tibetano:

Es diferente al tantra hindú. Cuando un devoto desea estudiar tantra tibetano, este devoto debe estar capacitado para ser aceptado. Además, en el tantra tibetano existen cuatro categorías que están divididas de acuerdo con la capacidad de los devotos (estas son: tantra de acción, de ejecución, del yoga y del yoga supremo). Hay que recordar que, en esta categorización, una categoría no es mejor que la otra, sino que cada una ofrece lo necesario para las diferentes capacidades de los devotos. El *Lama* (el gurú tibetano) determina qué clase de tantra el devoto debe estudiar. La razón por la cual se hace de esta forma es que no todos los estudiantes tienen las mismas habilidades. Por consiguiente, será más fácil para el practicante el actualizar las enseñanzas más profundamente dentro de la práctica apropiada. Al igual que en el tantra hindú, todo es considerado sagrado. En el tantra tibetano todo es la emanación de la deidad.

◆ El neo-tantra:

Es una mezcla de tantra hindú, tantra tibetano y psicología moderna. Es la forma en que el tantra se ha popularizado en occidente, y existen muchas controversias alrededor de su existencia y práctica. Muchos opinan que el neo-tantra ha sido el resultado de una mala manera de entender al tantra. Esto tiene que ver con que el neo-tantra fue expuesto, en general, por maestros dudosos que se dedicaron a explotar el costado más fácilmente atractivo del tantra es decir, el sexual. Este es un gran problema, ya que, sin un entendimiento real de la función espiritual, elevadora y hasta terapéutica del tantra, el neo-tantra se convierte simplemente en una excusa para el sexo. Esto no quiere decir que sean malas todas las enseñanzas que provienen del neo-tantra.

Además de un neo-tantra poco serio y comercial existe un neo-tantra serio y concentrado en su tarea de mejorar la calidad de vida de las personas y en acercarlas al absoluto.

La elección de la tradición que nos resulte más adecuada deberá ser una decisión personal e informada. Bastará con acercarse a los diversos centros que enseñan el tantra y recabar información sobre los maestros y las prácticas que proponen. Mucha gente, en los últimos años comenzó a volcarse al neo-tantra a medida que surgían escuelas serias del mismo, y esto estuvo dado por una cuestión religiosa.

Las diversas tradiciones de tantra tienen, dijimos, diferentes ideas de lo religioso. El tantra hindú se basa en la adoración de

los dioses hindúes, el tantra tibetano en la adoración de las deidades tibetanas. El neo-tantra no tiene deidades; esto, en un
mundo moderno donde la gente tiene creencias variadas y per-
sonales, ayudó a que el neo-tantra se popularice en occidente.

El neo-tantra no propone adorar a ninguna deidad en particular, por lo que permite adorar a lo que sea que el practicante
considere que es el absoluto.

Igualmente debemos recordar que el tantra, en sus diferentes
versiones y tradiciones, es una corriente de pensamiento que
busca la completa libertad y realización del individuo en todos
sus planos. Su origen es matriarcal, no es dogmático ni represor.
No está, tampoco, sujeto a creencias, sino que basa todo su potencial de aprendizaje en la experiencia. Es una práctica que,
además, hace énfasis en la facultad femenina de producir la vida, por ende no mutila ni condena a la mujer (y a su goce) como los sistemas patriarcales.

Las cuatro clases del tantra tibetano

En el apartado anterior mencionamos que existen diversas tradiciones en relación al tantra. También dijimos que el tantra tibetano es una de ellas y que en el mismo existen (para experimentar lo sagrado, para encontrar aquello que nos hace sagrados) cuatro clases de tantra.

Estos son:
- El tantra de acción.
- El tantra de ejecución.
- El tantra del yoga.
- El tantra del yoga supremo.

Para comenzar podemos decir que en el tantra de acción se hace hincapié en las acciones externas, que en el tantra de ejecución se da la misma importancia a las acciones externas que a las internas, que en el tantra del yoga se pone mayor énfasis en las acciones internas y que el tantra del yoga supremo es el más elevado y completo de los cuatro.

En las cuatro clases de tantra se transforman los placeres sensuales en el camino espiritual y se busca experimentar lo divino para elevar la consciencia, pero los métodos para hacerlo son diferentes.

Pasaremos a explicar brevemente cada una de las técnicas:

* **En el tantra de acción**, el meditador genera gozo al mirar a una deidad, y luego transforma esta gozo en el camino espiritual, en el camino para lograr la liberación.

* **En el tantra de ejecución**, el meditador genera gozo al imaginar que la deidad le sonríe. La práctica de este tipo de tantra es recomendable para aquellos que ya practicaron la especia de tantra anterior -ya que, como vimos, requerirá más de la imaginación del practicante.

* **En el tantra del yoga**, el meditador imagina que la deidad lo toma de la mano. Esto requiere de un mayor uso de la imaginación que las especies de tantra mencionadas anteriormente, ya que nuestra mente deberá ocuparse no sólo de generar la imagen visual de la deidad sino también las sensaciones que provoca su tacto y también, por qué no, su olor.

* **En el tantra del yoga supremo**, el meditador genera gozo al imaginar que entra en unión sexual con la deidad. En etapas más

avanzadas, realiza este mismo acto de imaginar que se copula con la deidad mientras se mantienen relaciones con la propia pareja, que, de pronto, se convierte en deidad (o mejor: de la que descubrimos, de pronto, que se trata de una deidad, porque en todos existe lo divino y todos somos divinos y sagrados). Debe tenerse en cuenta, sin embargo, que resulta muy difícil utilizar este gran gozo como método para alcanzar la iluminación, ya que esto requiere de mucha práctica y concentración, como dijo el gran Mahasidha Saraha: "La mayoría de las personas consideran el gozo sexual muy importante y hacen un gran esfuerzo para poder experimentarlo, pero muy pocas saben cómo transformarlo en el camino espiritual".

Tantra, despertar el potencial

Porque nos enseña a transformar el goce sexual en el camino espiritual, porque nos enseña a encontrarnos con lo sagrado, el tantra es una herramienta formidable para la transformación humana.

El tantra nos propone un camino que conduce a la liberación; liberación que comienza por el cuerpo. El cuerpo físico es, para el tantra, el inicio de la búsqueda espiritual, es el templo dentro del cual el individuo juega el juego de la vida.

El tantra comienza desde las raíces para poder conocer las alas, la práctica para acceder a lo inmaterial se realiza con lo material, con el cuerpo mismo (el espíritu, lo inmaterial, se eleva así a través del goce físico que se convierte, a través del tantra, en elevación o goce espiritual). Muchos sistemas de espiritualidad niegan el cuerpo, el deseo y el sexo, pero el tantra acepta al cuerpo como sagrado, al deseo como puente de trascendencia y al sexo como fuente de placer, de meditación y de éxtasis espiritual. Es por esto que el tantra es una práctica superadora, su fin mismo es la superación de las barreras que dividen a lo físico de lo espiritual, a lo individual de lo universal, a lo profano de lo sagrado.

El tantra, entonces, nos ayuda a despertar el potencial dormido en nuestros cuerpos, aquello que nos permite que, a través del sexo, podamos elevar el espíritu. Se comienza con conocimiento del cuerpo, del sexo y de sus funciones.

El cuerpo necesita atender varios aspectos para tener salud, para poseer mayor caudal energético y así vibrar en armonía con el universo que es un gran cuerpo. Esto nos enseña el tantra: nos enseña a atender a aquellos aspectos esenciales, a aquellos aspectos que nos permiten ser mejores.

Pero la finalidad última no es el goce corporal, sino la conexión con lo divino o sagrado, por lo que, por más que se comienza con el conocimiento del cuerpo y con la exploración de la propia sexualidad, se realiza esto como medio para, por medio de la misma, acceder a nuevos o más elevados estrados de la conciencia o del espíritu. Esto es lo que, en definitiva, busca el tántrico y no el mero goce.

Tantra, cuando el sexo es sagrado

El tantra nos propone derribar antiguos dogmas, nos invita a un viaje por un mundo nuevo, un mundo donde las esferas del espíritu y la de la materia no están separadas sino interconectadas por un punto de unión mágico, el del sexo.

El tantra nos invita a olvidarnos, entonces, de la proposición cristiana (y cartesiana) que nos enseña la división de lo material y lo inmaterial. El del tantra es el camino mágico que se encuentra a través de la sexualidad trascendente capaz de unir espíritu y materia de la misma forma gozosa en que se unen hombre y mujer.

Con el tantra no es necesario esperar al cielo para lograr el goce absoluto. En el cielo cristiano, recordemos, el éxtasis se logra con la visión de la divinidad. El tantra nos propone visualizar a la divinidad (y alcanzarla) a través de la práctica sexual ritualizada. Con el tantra, entonces, no hace falta renunciar al cielo para disfrutar del goce terrenal, porque el tantra dice:

"Todo lo que es parte de la naturaleza merece ser respetado, todo lo que es natural tiene un sentido porque la vida en su conjunto es sagrada".

Las grandes religiones monoteístas, lo dijimos en la introducción, se propusieron controlar todos los aspectos de la vida del individuo. Se enseñó a los hombres que el goce en la tierra no solo no era bueno sino que era condenable, y que el verdadero goce sería espiritual y se daría en el cielo una vez que el individuo abandonase su cuerpo terrenal, fuente de corrupción y suciedad. Imponer esta cosmovisión era necesario para justificar la miseria en que los religiosos sumían a los pueblos con su dominación (recordemos que sólo en los últimos siglos la función gubernamental se separó de la religiosa, y que en la antigüedad los reyes ocupaban también el lugar de sumos sacerdotes). Prometer una vida futura de goce era una manera de mantener calmos los ánimos de los oprimidos.

El tantra, lo dijimos, no es una religión. Es un culto, pero para practicarlo no es necesario poseer creencias determinadas. Cualquiera puede acceder a la práctica del tantra y para todos será beneficiosa, ya que con el tantra aprenderemos que el goce físico nos eleva y nos enseña a encontrarnos con nosotros mismos. A diferencia de las grandes religiones monoteístas, el tantra no propone que el cuerpo es sucio y corrupto sino que el cuerpo es hermoso y fuente de divinidad. El goce corporal, entonces, se convierte en el tantra en necesario y recomendable. El tantra es una disciplina de liberación.

El tantra propone algo tan revolucionario para los occidentales como la idea de que el cuerpo es sagrado, de que el amor y el sexo son una parte esencial de la vida de las personas. En el tantra tanto el sexo como el amor (que son misterio) son una manifestación de la divinidad que todos los individuos llevan dentro, y por lo tanto son sagrados.

Frente a unas religiones occidentales, entonces, que proponen que la sexualidad es algo oscuro y condenable (esto llevó a que ni siquiera en el matrimonio el sexo pudiese ser fuente de goce, ya que se lo relegaba a cumplir una función meramente reproductora), el tantra propone que el sexo es sagrado.

Los siglos de represión sexual fueron largos y feroces, pero nadie puede contener la fuerza de la naturaleza (así como no se puede agarrar el agua con las manos) y, desde la oscuridad a la que lo condenaron, el sexo retornó en forma de peligrosos demonios: violencia sexual, violaciones, perversiones donde se busca el placer humillando y dañando a los demás, explotación sexual de la mujer, sexo compulsivo, hastío, frigidez, impotencia.

Un verdadero infierno que ha durado y dura muchos años y que contrasta con la maravillosa y hermosa sensualidad que predica el tantra para fusionar al hombre y la mujer.

El camino del tantra, entonces, es el camino de la liberación. Es el camino que nos enseña que el propio goce es deseable pero que no debe basarse en el sometimiento del otro sino en la exploración conjunta (en pareja) de los misterios que hacen fantástico al universo.

Tantra, las mil y una formas de amar y gozar

En occidente, como dijimos, los últimos dos mil años fueron años de represión sexual. Se intentó que la sexualidad se practicara únicamente como método reproductivo, y esto se debió al enorme poder que el sexo tiene. Si se controlaba la sexualidad de los individuos, se controlaba a los individuos. El tantra, en cambio, propone la liberación del individuo a través de la práctica sexual.

La condena del sexo fue acompañada por una condena del cuerpo, pero en especial se manifestó en una condena del goce sexual de la mujer. Desde la historia de Adán y Eva se enseña en occidente que lo que la mujer tiene para ofrecer (la manzana) es sucio e inmoral.

Se consideró a la mujer tentadora y causa de todos los problemas. Se la convirtió en un ser sin capacidad de decidir sobre el propio cuerpo, que pasó a formar parte de las propiedades de su marido, que decidía cómo utilizarlo para su propio goce.

En el tantra todo es diferente y la unión de hombre y mujer es sagrada porque se concibe que lo sagrado es justamente, el encuentro de las polaridades femenina y masculina. Frente a un Dios varón, como proponen las tres grandes religiones monoteístas, el tantra nos propone una divinidad que es, a la vez, hombre y mujer, porque surge del encuentro de los opuestos (como en el símbolo chino del *ying* y el *yang*),

El tantra nos propone la ceremonia sagrada del *Maithuna*: es la ceremonia del amor, porque se lleva a cabo a través del encuentro sexual de los amantes. Esta unión no es considerada pecaminosa sino sagrada.

Para el amante tántrico su amada es la encarnación de la deidad (la *shakti*) y en ella habita una fuerza que hay que saber despertar, no hace falta que la mujer sea una reina de la belleza, para su amante se convertirá en una diosa durante la cópula, porque el encuentro sexual permitirá aflorar lo divino que hay en ella.

En la ceremonia del *Maithuna*, entonces, el varón deberá acercarse a la mujer con devoción y respeto, y la habitación deberá estar bellamente decorada. Habrá cojines por los suelos, frutas y flores para regalar al paladar, al olfato y a la vista. Las velas serán la representación del fuego sagrado y quemarán olorosos perfumes para exaltar los sentidos.

El dormitorio de la pareja se convertirá así en un templo, y la esposa será una diosa, una maga a la que habrá que saber tratar para que pueda destilar todo su poder. Los rituales de bañarse juntos, de perfumar y masajear los cuerpos (de prepararlos para el amor y el gozo), serán sólo los prolegómenos de las mil y una delicias que a los amantes les esperan, porque éstos no tendrán prisa ni límites en la variedad de sus besos, de sus caricias y sus posturas. Las posturas serán variadas y sensuales, como las que describe el maravillosos libro del *"Kamasutra"*.

El arte tántrico de hacer el amor es sobre todo un arte, una esmerada y refinada forma de despertar uno a uno todos los sentidos: el de la vista con el hermoso decorado y la propia contemplación de la belleza sagrada de los cuerpos desnudos, pero también es el despertar del gusto, del tacto, de los olores sensuales y del oído, porque los amantes sabrán intercambiar no solo hermosas palabras sino todo un repertorio de gemidos y suspiros que los ayudarán en su escalada a las más altas cumbres del placer y el goce.

El hombre deberá saber que el fuego mágico de su amada tarda en despertarse, por eso deberá ser paciente y entregarse a ella con toda su alma para destilar su exquisito elixir.

Deberá, también saber que cuanto más goce su amada más energía engendrará todo su ser, por eso la esencia del tantra en lo que se refiere al hombre está en su habilidad para alargar el acto amoroso, para contenerse, para hacer más prolongada e intensa su unión sexual. Solamente cuando su amada alcance las más altas cimas del gozo, sólo cuando el fuego sagrado inflame todo su cuerpo y toda ella sea una resplandeciente hoguera, él podrá abandonarse y se unirá a ella para disfrutar juntos del poder y la magia que han invocado, para arder juntos en el fuego sagrado del amor.

Entonces los dos se fusionarán en un orgasmo cósmico, en un orgasmo que no es sólo sexo, que es también amor, emoción, espíritu, placer e intensidad unidos como las llamas formando parte de una misma hoguera. Así, cabalgando en la ola cósmica del placer, los dos amantes llegarán al cielo, retornarán a la naturaleza divina que hay en ellos. Ya no serán dos sino uno solo, el hombre será también mujer y la mujer hombre; pero no sólo eso sino que serán también más que humanos en ese momento: divinos, mágicos, poderosos.

Tantra, cuando el sexo se convierte en la magia más poderosa

En el tantra el éxtasis sexual coincide con la iluminación. Los amantes se convierten en dioses cuando copulan y el poder superior que la pareja alcanza con el orgasmo es capaz de mejorar sus cuerpos, sus espíritus y sus mentes.

Los amantes, en el momento del clímax, estarán cercanos al cumplimiento de sus deseos más íntimos, porque serán divinos. Así, el tantra dará lugar a la magia más poderosa, aquella que es capaz de cumplir los deseos más profundos de los individuos. En la cama, en el momento del orgasmo, los amantes podrán pronunciar (juntos) sus más fuertes anhelos y estos se harán realidad, porque más que un pedido de humanos será una orden que el dios que vive en ellos dará al destino.

Los amantes, para esto, estudiarán las posiciones de sus estrellas para elegir el momento apropiado, harán el amor de la forma que hemos descrito cuando hablamos de la ceremonia del *Maithuna* y, en el momento único del orgasmo poderoso y dador de vida, pronunciarán juntos un mismo deseo, visualizándolo con toda claridad para que tenga la fuerza necesaria como para hacerse realidad.

El deseo se hará realidad por el poder del sexo, que es poder del amor.

No deberemos de creer en la magia para que nuestros deseos se concreten. Tampoco deberemos, como en los rituales de magia negra, practicar actividades desagradables o prohibidas. Sólo será cuestión de amar y gozar; el tantra no cree que el hombre es un ser oscuro y corrupto, sino que lo considera un ser luminoso y bello, por eso lo más puramente humano (la capacidad de amar más allá del goce sexual) es considerado divino y sagrado. Nuestros deseos se harán realidad porque amamos a nuestra pareja. De la unión positiva de dos opuestos complementarios nacerá la deidad, que no existirá por fuera de los amantes sino en ellos mismos. Lo divino, justamente, es el encuentro de los opuestos y lo divino es misterio, magia y sensualidad.

La magia tántrica, si bien no es conocida mayormente en occidente, es practicada por todos los tántricos orientales (tanto de las tradiciones hindúes como de las tradiciones tibetanas o budistas). Acercarse a ella y a su poder puede ser maravilloso, los resultados pueden ser sorprendentes, en todo caso, será cuestión de amar y de lograr que, a través del acto sexual, se concreten los más profundos anhelos de la pareja.

Tantra, el cultivo de las actitudes

El que se va a iniciar en la práctica del tantra probablemente requiera de una serie de consejos en su acercamiento a la disciplina. Como práctica compleja y completa que es, el tantra requiere que sus practicantes cultiven ciertas actitudes.

Sin ellas, la práctica no resultará beneficiosa (servirá, a lo sumo, como divertimento sexual, pero no elevará el espíritu ni cumplirá con sus funciones terapéuticas). Aquí van, entonces, algunos consejos:

• No te acerques al tantra buscando únicamente sexo. Si lo que buscas es solamente sexo, hay muchos sitios donde puedes conseguirlo. La práctica del tantra no logrará que aumentes tu placer sexual de un día para el otro, porque requerirá de práctica, constancia y tesón. Por otra parte, el sexo ritualizado que propone la disciplina puede resultar aburrido para los que se acercan a la misma buscando sexo rápido y satisfacción ligera. El tantra requiere de tiempo y tranquilidad. Los beneficios se logran con la práctica y con el conocimiento profundo de la pareja, por lo que no es útil para encuentros sexuales rápidos o casuales. Si te acercas al tantra buscando únicamente sexo, te lo perderás casi todo.

• Cultiva tu voluntad y tu capacidad de esforzarte.
El practicante de tantra debe ser capaz de esforzarse y de controlar su propio cuerpo, sus propias necesidades y sus propias emociones. Debe tener voluntad de superación y ganas de conocerse a sí mismo. Debe ser capaz de tener un papel activo en la vida. La practica del tantra es un camino global (no en vano se le llama tantra yoga; esto significa que un buen prácticamente de tantra es un buen yogui, es decir, alguien que ha alcanzado cierto dominio sobre su cuerpo, su mente, sus emociones y su sexualidad).

• Cuida y cultiva tus facultades físicas y tu cuerpo.
El cultivo del cuerpo se consigue mediante el ejercicio adecuado. Se puede practicar yoga o tai chi -la práctica de estas disciplinas es recomendada pero no obligatoria-, lo importante, en todo caso, es hacer ejercicio y mantenerse en forma, porque el tantra requerirá que tengamos un control total sobre nuestro cuerpo. Recomendamos tener una vida sana y activa y alimentarse de manera sana y correcta.

• Cultiva tus emociones.

El cultivo de las emociones se consigue desarrollando en nosotros el poder del amor, por eso el tantra es también un camino ético. Cultivar el poder del amor no es simplemente amar a una persona, es amar a la vida como algo global, sentirse parte del cosmos, parte de la naturaleza, buscar el papel que a uno le corresponde en la vida, sentirse útil y hacer algo por los demás. También es amar adecuadamente al propio entorno, a la propia familia, a los amigos, a los hijos y, claro, a la propia pareja.

• Cultiva tu mente.

El cultivo de la mente se consigue buscando la sabiduría, tanto la de tipo intelectual (a través de los estudios y lecturas adecuadas), como la sabiduría interior -que se logra desarrollando la intuición y la paz mental. La paz mental se desarrolla con la practica cotidiana de la meditación incluida, claro, la meditación de tipo sexual, es decir, aquella que se realiza mientras se hace el amor con la propia pareja.

• Cultiva tu capacidad sensitiva y sensual.

Esto se consigue desarrollando y afinando la percepción y buscando el gozo y la belleza mediante el despertar de todos los sentidos: la vista, el tacto, el oído, el gusto y el olfato. La capacidad de gozar aumentará si cultivamos nuestra capacidad de percepción. Es recomendable practicar la caricia sutil con la pareja para aprender a sentir el cuerpo del amante. También es recomendable gozar de todo lo que nos regala la vida: las artes, las comidas, los perfumes. Para esto habrá que adentrarse en sus mundos y aprender a gozar de ellos.

• Cultiva tu espíritu.

Esto se consigue manteniendo una adecuada actitud trascendente, una actitud de búsqueda espiritual, de superación personal, de desarrollo místico y de sentimiento de pertenencia a la totalidad de la que formamos parte.

Suponemos que todos los que se acercan a este libro lo hacen para cultivar su espíritu, para intentar ser mejores, para aprender cosas nuevas. Todos ellos verán sus anhelos recompensados por el tantra.

• Cultiva tu capacidad sexual.

Esto se consigue viendo al sexo como lo que realmente es, es decir, como algo realmente hermoso cuando es practicado en las condiciones de higiene, afectos, confianza, amor y belleza adecuados. Es en el cultivo de la sexualidad donde la búsqueda del placer o del orgasmo no es algo prioritario, urgente ni condicionante de la relación o del acto en sí, lo que debe buscarse, en todo caso, es la fusión con el amante: la emoción del amor, del dar, de la entrega, del provocar y del producir placer y la adecuada canalización de la energía sexual que se está evocando. El cultivo del poder sexual se consigue con el control de la mente y de la respiración apoyados por la emoción del amor. Para esto el hombre deberá aprender a controlar su eyaculación, ya que éste es el elemento más débil y vulnerable en la relación sexual, el que más fácilmente desaparece y se volatiliza. El control de la propia eyaculación le permitirá al varón alargar el encuentro sexual con su pareja y alcanzar puntos de goce inimaginables para aquel que no practica la disciplina. Este punto del tantra, el del control de la eyaculación, es el que nos lleva a recomendar a aquellos que se acercan a la disciplina buscando sexo rápido que desistan de su acercamiento, porque el control de la eyaculación requiere de una mente sana y predispuesta, requiere de ganas de superarse y de ganas de hacer gozar a la propia pareja para al-

canzar el clímax, el punto de fusión donde dos se hacen uno y
ese uno se encuentra con la divinidad.

Esto es tantra

El capítulo que cerramos con el siguiente se tituló, como recor-
damos, Qué es el tantra. Dimos muchas respuestas, analizamos
al tantra desde diferentes puntos de vista... ¿pero qué es realmente el tantra?

Aquí, algunas respuestas:

• El tantra no es la enseñanza de los excesos, sino el camino de
la comprensión absoluta.
• El tantra no es la enseñanza del placer descontrolado, es la enseñanza del estar completamente consciente de las emociones,
los pensamientos y los sentimientos.
• El tantra considera que el sexo es la energía de vida, ya que todo es creado sexualmente.
• El tantra cree que la energía sexual es la energía creadora, por
consiguiente es la base de la espiritualidad.
• El tantra usa la energía creadora, el sexo, como el comienzo del
camino espiritual no como el final.
• El tantra sostiene que el sexo debe de ser transcendido.
• El tantra cree que todo debe ser experimentado para ser com-
prendido.
• El tantra permite la libertad total del individuo.
• El tantra es la enseñanza de aceptar la vida total, una vida
donde nada es negado o rechazado.
• El tantra enseña que para aceptar la vida total hay que alcan-
zar el entendimiento.
• El tantra no es sexo solamente.
• El tantra es la vida misma.

CAPÍTULO 2

¿PARA QUÉ SIRVE EL TANTRA?

Ahora será el momento de responder otra pregunta importante que se hacen todos aquellos que se acercan a la disciplina... ¿Para qué sirve el tantra? Las respuestas, como veremos, serán muchas, porque el tantra sirve al practicante para diversas cosas.

Tantra para evolucionar

El tantra produce transformaciones internas porque enseña a potenciar la propia energía. Lleva de la depresión a la celebración, de la rigidez a la flexibilidad, del estancamiento a la creatividad, del impulso ciego a la conciencia. A través de la práctica diaria el tántrico va modificándose y evolucionando, porque la perfección que es el ser humano es perfectible, no tiene límites ni es estática. El trabajo consiste en desprenderse de la oscuridad que impide ver el diamante, de aquello que nos impide ser mejores para así alcanzar nuevos estados de conciencia.

El tantra, justamente, apunta al completo desarrollo de la conciencia, la libera de sus prejuicios y preconceptos para permitirle alcanzar la evolución infinita para la que nuestro cuerpo está preparado. El límite es el infinito, la divinidad. El límite no existe.

Tantra para acercarnos a la divinidad

El tantra es una disciplina holística, es decir total, completa. Permite que el ser humano atraviese el puente hacia la conciencia sagrada a través de la exploración de su cuerpo y del de su pareja.

El tantra no divide lo que es material de lo que es espiritual, sino que nos enseña que toda división es falsa, que existe algo que une a todo lo vivo. Alcanzar ese punto de fusión con lo eterno es el objetivo del tantra. Para eso se lo practica, para eso fue creado.

El tantra nos permite encontrarnos con lo sagrado, con la unidad original. La unidad original se compone de dos polaridades, a ellas podemos nombrarlas como *Shiva* (o principio masculino) y *Shakti*, (o principio femenino). El encuentro entre los opuestos que se complementan genera la luz; esto, que tal vez resulte complicado, puede ser fácilmente explicado con un ejemplo de la vida cotidiana.

Pensemos por ejemplo en un enchufe eléctrico. El encuentro del enchufe (el macho) con la pared (que es hembra, que lo recibe) genera la luz eléctrica. El tantra, al igual que el enchufe, permite generar luz a partir del encuentro de los opuestos (del macho y la hembra, del varón y la mujer).

La luz que genera el tantra es la luz de la divinidad. El tantra nos permite encontrarnos con lo divino que hay en nosotros, nos ayuda a elevarnos, a hacernos mejores. El tantra nos enseña a crecer.

Tantra para iluminarse

El objetivo de la práctica tántrica es lograr la iluminación de la conciencia. Este objetivo es compartido por el tantra con diversas prácticas que buscan el *moksha*, el *nirvana*, el *samadhi*, es decir, la liberación del espíritu para que este se eleve hasta el infinito.

Lo que diferencia a las diversas prácticas que buscan la iluminación son los senderos que se eligen para alcanzarla. El tantra nos permite encontrar el camino de la iluminación transitando el sendero de la exploración sexual; es un sendero hermoso, fascinante. El tantra se apoya para esto en técnicas sexuales específicas que ayudan a potenciar las sensaciones (y las sensaciones, hay que recordarlo, son todo). Todo lo que sabemos del mundo lo sabemos a través de nuestra percepción, por eso afinar nuestras percepciones nos ayuda a saber cada vez más y más acerca del mundo que nos rodea; la actividad sexual es considerada *Sadhana*, es decir práctica espiritual, oportunidad de iluminación.

En el tantra se usa el sexo ritual *(Maithuna)*, para que la energía espiritual *(Kundalini)* se despierte en la sagrada zona sexual y ascienda por el conducto de la columna astral *(Sushumna)* hasta lo alto de la cabeza; es decir hasta el chakra de la coronilla *(Sahasrara)* provocando la iluminación.

El proceso de lograr la iluminación será gradual (por lo menos en principio), llegará un momento en que el tiempo se acelerará y los progresos serán rapidísimos. Pero en general los cambios serán leves y suaves; sólo las catástrofes, recordemos, son repentinas, y en eso consiste su poder destructivo. La belleza es suave, la belleza es tranquila y llena de paz, por eso el tántrico deberá saber esperar, y su capacidad de esperar deberá ser cultivada con meditación.

Paso a paso, purificando el cuerpo, tornándolo flexible y fuerte, alimentándose de energía *(Prana)* a través de ejercicios respiratorios *(Pranayamas)*, posturas físicas *(Ásanas)* y danzas, el tántrico irá limpiando los meridianos del cuerpo energético *(Nadis)* purificando las emociones y los pensamientos estará recorriendo entonces el camino de la iluminación, el camino de los caminos, aquel que conduce hasta el infinito, aquel que conduce hasta la divinidad.

Tantra para meditar

El tantra es un excelente método para meditar. Y llegamos entonces a un momento donde debemos aclarar un punto importante: los occidentales entendemos generalmente al meditar como meditar sobre un tema, es decir pensar acerca de un tema que nos preocupa. Para el occidental, meditar es reflexionar, repensar una situación dada.

Para el oriental, en cambio, el meditar implica liberarse de los pensamientos. Meditar, para los orientales, es poner la mente en blanco, liberarla de sus preocupaciones cotidianas para dejarla volar hasta el infinito, hasta lo sagrado, hasta encontrarse con la deidad.

Cuando decimos que el tantra es una práctica meditativa, entonces, no queremos decir que el tantra nos ayudará a reflexionar sobre diversas cuestiones mientras hacemos el amor más bien queremos decir que nuestra mente se elevará hasta allí donde los pensamientos no existen.

La meditación que nos propone el tantra (como la que nos propone el *Tai Chi* chino, una práctica que no incluye el desarrollo de la sexualidad pero sí el mejoramiento del cuerpo a través del combate de los opuestos) es una meditación en movimiento.

La mente vuela no mientras estamos quietos sino mientras nos movemos en el acto sexual esto, porque el tantra (como el *Tai Chi*) se basa en el símbolo del *ying* y el *yang*, que es el símbolo del encuentro de los opuestos (opuestos que solo encuentran el equilibrio en la movilidad, porque el equilibrio es siempre cambiante - esto se da por la existencia del factor tiempo, que hace que todo se modifique aunque se mantenga inmóvil en el espacio).

La meditación en movimiento que nos propone el tantra nos permitirá relajarnos y encontrarnos con nosotros mismos. El estrés desaparecerá y nuestra vida mejorará, será más luminosa, será más plena.

Tantra para bailar

Existen técnicas especiales para distribuir la propia energía por todo el cuerpo. Y estas técnicas se basan en la danza y en la música, porque el tantra sostiene que la vida misma es una danza continua y sagrada; danza de materia en el espacio infinito, danza de sensaciones en el individuo, danza de colores, ruidos, gustos y olores que constituyen la realidad.

A *Shiva* (el espíritu de lo masculino) se lo representa como un bailarín. Mientras el varón se acople a la mujer en el acto sexual, entonces, deberá comportarse como un bailarín. Su control del cuerpo propio deberá ser completo, y su capacidad de reaccionar adecuadamente a los movimientos de la pareja deberá ser enorme.

El tantrismo afirma que todo es energía. Para distribuir adecuadamente la energía por todo el cuerpo, el practicante del tantra deberá comportarse como un bailarían que encuentra el ritmo preciso de la música y comienza a vibrar siguiendo ese ritmo. Será cuestión de encontrar el ritmo justo (un ritmo que será propio, y que nos elevará).

El del tantra no es, entonces, un camino de santos serios, sino de *Budas* alegres. El tantra hará que dancen todas las células del cuerpo, hará que dancen las propias emociones y sensaciones, hará que el corazón se colme de entusiasmo y se llene de ganas de vivir.

Con las danzas tántricas es posible entrar a estados muy profundos de meditación en movimiento, dejando muy atrás el estrés, a los prejuicios y a todas las falsas creencias. Con la danza el tántrico se libera y estimula su energía *Kundalini*, con la danza el tántrico abre el camino al goce.

Tantra para rejuvenecer

La practica tántrica es rejuvenecedora, sanadora y generadora de energía. Hoy día sabemos que, así como las penas y las preocupaciones causan estrés y enfermedades, la dicha y el goce nos llenan de energía y de fuerza; así, dicha y goce se convierten en el mejor y más natural elixir de juventud.

La historia del tantra está llena de viejos sabios y centenarios que siguen viviendo su sexualidad de manera activa y plena; esto, porque mientras los alquimistas occidentales buscaban transmutar vulgares metales en oro, los alquimistas orientales se afanaron en la búsqueda de la inmortalidad (muchos médicos taoístas recomendaban la práctica sexual consciente no solamente para mantenerse fuertes y jóvenes hasta edad avanzada sino también para curar muchas enfermedades, y desarrollaron todo un recetario de terapias sexuales en las que determinadas posturas y ritmos sirven para tratar un gran número de dolencias).

Esta función terapéutica del goce se basa en la aceptación del ser humano como un todo, en la creencia de que el ser humano posee infinitas conexiones internas que vinculan sus diversos órganos de maneras sutiles y complejas (la misma creencia existe en China, y esto permitió el desarrollo de una disciplina terapéutica como la acupuntura, que sólo en los últimos años comenzó a ser aceptada en occidente, pero que cuenta con una larga tradición en oriente).

El tantra, entonces, no nos propone únicamente intensificar nuestro goce sino que nos enseña a mejorar nuestra calidad de vida a través de la práctica del sexo consciente. El tántrico sabe que, si sufre una dolencia, la mejor terapia consiste en meditar y encontrarse consigo mismo. Para esto utilizará la exploración por su sexualidad. El tántrico sabe, además, que si medita con tesón, sus problemas desaparecerán porque se encontrará con un infinito donde las dolencias no existen, donde las mismas desaparecen.

Tantra para gozar

En el tantra el cuerpo es a la vez sujeto y objeto del culto, porque el cuerpo es entendido como un templo es decir, como un lugar privilegiado del espacio donde operan las fuerzas cósmicas.

En el cuerpo, como dijimos, están presentes las energías supremas de *Shiva* y *Shakti*, que penetran todo lo que existe. El cuerpo es entonces un gran depósito de poderes, y el objetivo del ritual tántrico es despertar esos poderes a fin de alcanzar su expresión más lograda. El tantra propone despertar las potenciali-
dades latentes y así expandir la propia personalidad hasta hacerla coincidir con lo sagrado, hasta alcanzar el éxtasis.

El éxtasis que nos propone el tantra se alcanza a través del goce sexual, por eso la disciplina nos enseña a intensificar el goce
a través de la práctica del sexo ritual.

El ritual apuntará al principio a ayudarnos a tomar conciencia de
las fuerzas cósmicas que operan en nuestros cuerpos.

Después de haber tomado conciencia de éstas fuerzas cósmicas
será el momento de despertarlas por medio de prácticas yóguicas como el antes mencionado *Pranayama*, pero sobre todo mediante el sexo ritual, a través del cual se alcanzará el clímax o
punto culminante, el punto donde no hay más allá, el punto último, el punto definitivo.

El ritual tántrico recibe el nombre de *Pancatattva*, que quiere
decir literalmente los cinco elementos. Se utilizan para el ritual
cinco elementos, cada uno de los cuales está relacionado directamente con uno de los cinco grandes elementos de la tradición
aristotélica:

+ A la utilización del sexo *(Maithuna)*, le corresponde el éter.
+ Al vino u otras bebidas embriagadoras *(Madya)*, el aire.
+ A la carne *(Mamsa)*, el fuego.
+ Al pescado *(Matsya)*, el agua.
+ A los cereales *(Mudra)*, la tierra.

Como los nombres de las cinco sustancias comienzan todas por
la letra m, el ritual secreto tántrico ha sido llamado también el
ritual de las cinco M *(o Pancamakara)*.

El rito consistirá en un encuentro donde estarán presentes los cinco grandes elementos representados cada uno por el elemento antes mencionado. La unión sexual, entonces, formará parte de un encuentro en el que se comerá y se beberá, de un encuentro donde todas las sensaciones físicas se verán agasajadas.
La presencia de los cinco elementos esenciales convertirá al encuentro en mágico. Los sentimientos aflorarán y nos volveremos divinos, nuestra capacidad de goce aumentará y nos encontraremos con lo sagrado. Como nos dice el siguiente extracto del *"Lukarnarva tantra"* (VI, 56):

"El adorador entra en el ritual cuando accede al estado de conciencia en que percibe la divinidad, en que está verdaderamente en relación con lo divino, en que se ofrece a lo divino. Para ello, hay que tomar conciencia de la propia divinidad".

El cuerpo, en el tantra, es divino, es decir, permanentemente producido por la inteligencia suprema que lo mantiene con vida. Esta inteligencia reside en el ser profundo de cada uno de los individuos pero no en el yo.
Para dejar al yo de lado, se utilizará el ritual. La práctica ritual le permite al hombre convertirse en otro, porque lo aleja de sus preocupaciones cotidianas para sumergirlo en un mundo donde todo está pautado o reglado. El individuo que cumple con un ritual ve así borrada su individualidad, porque justamente realiza una práctica de la misma manera en que la realizan todas las demás personas que practican la disciplina. Y cuando el yo desaparece, aparece el ser profundo.
Cuando esto sucede, el cuerpo se convierte en divino, y el goce aumenta. Con esto, el cuerpo se cura. Goce sexual y terapia se encuentran así en el tantra y la vida, de esa manera, se hace mejor y mejor.

Para todo esto sirve el tantra

Para acercarse a la divinidad, para iluminarse, para ser mejor, para gozar. Para todo esto sirve el tantra. Los beneficios que produce la práctica de la disciplina son múltiples.

Para conocerlos mejor, los clasificamos entre beneficios individuales y beneficios para la pareja.

Estos son:

1. Beneficios individuales:

• El tantra ayuda a generar más energía, vitalidad y salud en los cuerpos de cada uno de los amantes.

• El tantra debidamente practicado cura, regenera, rejuvenece, vitaliza y aporta mucha energía para la vida cotidiana.

• El tantra acrecienta el magnetismo y el poder personal.

• La práctica del tantra aumenta la autoestima, la sensación de valía personal, la capacidad para vivir en el aquí y el ahora, de tomar decisiones y buscar la armonía.

• El tantra ayuda a curar y sanar las heridas emocionales y los bloqueos psíquicos que se puedan tener ya que la invocación continua del amor y la permanencia consciente en sensaciones de plenitud y gozo aumentan y potencian la consciencia de que la vida puede ser realmente bella y agradable con nosotros.

• El tantra permite al practicante lograr una mejor comunicación con su subconsciente, desarrollar los sentidos psíquicos y mejorar la calidad de los sueños, además de ayudar a desarrollar la intuición y la clarividencia.

• El tantra tiene una visión global del ser humano, es un camino que trasciende la dualidad y por lo tanto ayuda a la armonización del individuo, a fusionar en cada uno lo intelectual con lo intuitivo, lo emocional con lo racional. Ayuda al ser humano a convertirse en un ser completo.

• La práctica de canalizar la energía sexual y reconducirla al cerebro es una poderosa estimulación neuronal, por lo que la práctica del tantra aumenta la eficacia mental y armoniza a los dos hemisferios del cerebro.

• La práctica del tantra ayuda a las personas a relacionarse con los miembros del sexo opuesto, ya que la actitud tántrica de respeto hacia la pareja permite lograr relaciones duraderas y positivas.

• Por último, la práctica de la disciplina aumenta la capacidad sexual, la capacidad de gozar del sexo a través de su control.

2. Beneficios para la vida de pareja:

• La práctica tántrica es capaz de aumentar el placer de la mujer y la capacidad femenina de tener orgasmos. Satisfacer plena y totalmente a la mujer es algo necesario en el tantra por dos motivos:

1. Por el culto que la disciplina hace de lo femenino, por considerar a las mujeres como encarnación del poder fecundo de la naturaleza y por lo tanto considerarlas de naturaleza mágica.

2. Por considerarlo fundamental para unas relaciones armónicas y satisfactorias en la pareja, pues para que la relación de pareja funcione realmente bien no debe haber resentimientos, ni conscientes ni inconscientes, ni del hombre ni de la mujer.

• El tantra convierte a la mujer en una mejor amante pues la hace más activa, despierta, desinhibida y colaboradora del hombre en la búsqueda de un gozo mutuo más total.

• Al aumentar la capacidad de goce de la mujer, el tantra también beneficia al hombre: aporta una mayor confianza, intimidad, comunicación y plenitud sexual entre ambos amantes, fomentando la fantasía, la capacidad erótica, las habilidades de comunicación y la capacidad de satisfacerse mutuamente sin miedos, sin tabúes.

• Al estar basada en el armónico desarrollo de los sentimientos y en el poder del amor, la práctica tántrica ayuda a lograr una mejor comprensión emocional en la pareja y a sanar a la misma limpiándola de los conflictos y resentimientos que puedan existir en su seno.

• El tantra piensa (al igual que la moderna sexología) que si uno de los polos de la pareja siente algún tipo de insatisfacción o frustración, sobre todo sexual, esto engendrará resentimiento (consciente o subconsciente) que afectará más tarde o más temprano a la relación. Los rituales tántricos ayudan a superar esos resentimientos y a que la relación permanezca con más brillo y pasión durante más tiempo.

• La práctica del tantra convenientemente realizada, en resumen, ayuda a mejorar la autoestima, la capacidad de amar, el desarrollo del poder personal, el despertar de los sentidos psíquicos y la mejora global de la vida de pareja. Por todo esto se le ha considerado desde siempre como un camino mágico o de superación personal, y de búsqueda de armonía en la pareja de los más eficaces que pueden recorrerse.

CAPÍTULO 3

UNA LARGA HISTORIA

Este capítulo estará dedicado a introducirnos a la historia de la práctica tántrica. Para eso nos tendremos que trasladar a la India previa a la invasión musulmana. Allí existían fantásticos templos llenos de hermosos relieves y estatuas que representaban a hombres y mujeres haciendo el amor en las más insólitas posturas.

Había parejas, grupos, sexualidad oral y toda la imaginería erótica posible. Al igual que las catedrales católicas están llenas de santos en actitud piadosa, los templos tántricos estaban llenos de hombres y mujeres en atrevidas escenas sexuales, celebrando el ritual sagrado del amor. Esto desagradó tanto a los invasores musulmanes que destruyeron casi todos los templos, con excepción de algunos que lograron salvarse para que la posteridad pudiese ser testigo de esa época y ese arte maravillosos.

Entre los templos que aún hoy se conservan se destacan los mundialmente famosos de *Khajuraho* -salvados del saqueo y la destrucción por estar en una zona desértica y remota. Estos templos hoy son descubiertos por turistas de todo el mundo, que se maravillan al contemplar sus bajorrelieves y estatuas, que, con la mera contemplación, se ven trasladados a un mundo sensual, mágico y maravilloso.

Con la invasión y la sumisión al poder musulmán vendrían siglos de oscurantismo y represión sexual pero el poder del amor es más fuerte, por lo que el tantra resistió en las catacumbas hasta poder salir a la luz nuevamente, hoy, en todo el mundo.

¿Pero cómo se originó en el tantra? ¿Qué mundo permitió su desarrollo y crecimiento? En las próximas páginas, las respuestas.

¿Dónde se originó el tantra?

De acuerdo con la tradición fue el propio Buda quién transmitió los principios del tantra al rey Indrabuthi.

Después, las técnicas fueron pasando de maestro a discípulo, de corazón a corazón, y sólo conocieron la luz alrededor del año quinientos de nuestra era durante la denominada *"Era de los 84 Mahasiddhas"* (es decir, de los 84 Realizados).

Los 84 Realizados provenían de todos los estratos sociales de la India de esa época -reyes, escolares, monjes, trabajadores, prostitutas y otros estratos estaban representados entre ellos. Todos compartían un camino de iluminación. Todos buscaban acercarse a la verdad a través de la práctica del sexo consciente.

Uno de estos *Mahasiddhas*, llamado *Padmasambhava*, atravesó la India hasta llegar al Tíbet hace ya doce siglos, estableciendo el *Vayrayana* o religión tántrica como la religión del Estado e iniciando así el primer linaje tántrico del Tíbet.

Unos tres siglos más tarde otro tibetano conocido como *"Marpa El Traductor"* llegó a la India, donde recibió la educación de un *Mahasiddha* llamado Naropa. De vuelta en el Tíbet, Marpa inició el linaje tántrico conocido como *Kagyu*.

El linaje *Sakya*, por su parte, comenzó con el viaje de maestros tántricos hindúes que se trasladaron al Tíbet e impartieron allí sus enseñanzas, mientras que el *Gelug* (el linaje de los *Dalai Lama*) tuvo su origen directamente en el Tíbet. El *Vayrayana*, con el tiempo, se extendió a Asia central, Mongolia, China y Japón.

De toda esta información se desprende que el tantra, en sus orígenes, fue una práctica hindú. El tantrismo se extendió al Tíbet desde su cuna en la India, y allí se desarrollaron escuelas tántricas que adaptaron el tantra y lo hicieron propio pero el origen estuvo en la India. Las tradiciones tibetana e hindú, entonces, comparten un origen común sus desarrollos diferenciados se deben a la distancia que separa el Tíbet de la India.

Algunos antecedentes

Desde siempre el hombre consideró al sexo como algo misterioso y sagrado. La capacidad de generar vida que tiene la práctica sexual hizo que la misma fuera celebrada y festejada desde épocas remotísimas: podemos mencionar, por ejemplo, que en pleno período auriñaciense (hace nada menos que treinta mil años) se grababan en las paredes de cuevas y refugios imágenes de poderosas vaginas y potentes falos como símbolos mágicos y sexuales.

Por toda Europa, además (desde Siberia hasta el Sur de Francia), se han encontrado numerosas Venus en cuevas que no son otra cosa que misteriosas estatuillas de damas con sus atributos sexuales tremendamente resaltados, tanto sus pechos como sus vaginas. Estas Venus, hoy famosísimas, nos hablan del culto a la mujer y de la visión de sus zonas erógenas como algo sagrado y maravilloso.

Esta celebración de la práctica sexual dio como resultado, en la India, el surgimiento del pensamiento tántrico que consideraba sagrado al sexo e investigó las posibilidades de iluminación que se desprendían de su práctica.

El tantra, entonces, forma parte de una corriente cultural que buscó la iluminación a través del éxtasis sexual y que fue evolucionando con la propia humanidad. Los vestigios de esta corriente están presentes en el origen de casi todas las culturas: en la hindú, en la china, en la griega, en la sumeria, en la egipcia.

Esta búsqueda de la iluminación a través del sexo llegó incluso a la Europa del medioevo en una versión más ligera (con el culto a la dama de los caballeros medievales), pero también en su versión más completa (con los ritos sexuales secretos de los caballeros templarios que llevaron a Europa la alquimia y parte de las tradiciones tántricas después de sus expediciones a oriente).

Tantra burgués y tantra popular

La tradición tántrica comenzó a ser escrita muy tardíamente, a partir del siglo III, a través de textos muy oscuros y de profundo significado simbólico que sólo podían ser develados claramente por iniciados y estudiosos como casi siempre sucede con los textos y rituales de origen mágico. Para ser tántrico, entonces, había que dedicar un largo tiempo al estudio de estos textos y a su puesta en práctica; esto, claro, no era posible para todas las capas de la sociedad.

En el siglo XI y XII, en una India floreciente y burguesa, el tantra llegó a su apogeo, pero era un tantra tan refinado y filosófico como desvirtuado de sus verdaderos orígenes. Hay que advertir que los textos tántricos que se conocen fueron escritos en la India védica, cuando el poder de los varones estaba en auge y el de las mujeres en decadencia. Fueron escritos pues en un contexto de cultura y dioses patriarcales no debe extrañarnos entonces que se diese una interpretación de la vieja tradición adaptada a los poderosos señores que mantenían un nutrido harén de damas. Si cambiamos el contexto y en vez de un hombre rodeado de numerosas mujeres vemos a una mujer rodeada de hombres estaremos más cerca del tantra original.

Pero en esa época, además de un tantra culto y burgués, celebrado en estancias de lujo profusamente adornadas y al servicio de hombres poderosos que tenían muchas mujeres, existió un tantra popular y mágico que se celebraba en lugares aislados y solitarios como cementerios y cruces de caminos, donde se utilizaba el poder mágico del sexo con la finalidad de conseguir cosas concretas, un tantra muy ligado a lo que en occidente podríamos definir como magia sexual. En este último tantra la iniciadora era la mujer.

Este tantra, que podríamos llamar también chamánico, es mucho más antiguo que el culto y refinado de la época védica a pesar de esto, es justo reconocer que al fusionarse la tradición tántrica con la cultura védica, la disciplina del culto del éxtasis alcanzó un notable desarrollo filosófico (aún a costa de perder parte de su fuerza y esencia original).

En algún momento de la historia se dio, como dijimos, una fusión entre el tantra popular y el tantra burgués. Este proceso nunca será del todo develado, porque se dio a través de los años y en diferentes escalas. En todo caso, podemos saber que el tantra que llega a nosotros es este tantra mixto que combina, en dosis iguales, características del tantra alto, más centrado en la filosofía, y del tantra bajo, más interesado en la magia.

Los cruces entre cultura dominante y cultura popular son, hoy, tema de estudio en las principales universidades del mundo. Algunos verán en estos cruces formas en las que la cultura dominante se renueva, incorporando saberes populares para poder llegar más fácilmente al pueblo y así mantener la dominación. Otros los verán como formas en las que la cultura popular va ganando terreno frente a los saberes eruditos. En todo caso, es necesario entender que estos cruces existen y que en el tantra no se pueden diferenciar completamente los saberes que provienen de la práctica popular del sexo mágico de aquellos que provienen de la reflexión de altos filósofos y sacerdotes.

Los dos caminos

Ya sabemos que el tantra es un camino espiritual y que su historia se sitúa muy lejos en el tiempo. El tantra, debemos entenderlo, es el legado de la India respecto del conocimiento de la sexualidad humana, y aunque en ocasiones ha sido mal entendido, todavía es la corriente más fuerte y vital de la filosofía de la India.

A no confundirse: el hinduismo es la religión dominante en ese país, pero el tantra es la madre de la cultura de la India, es la que le da sus basamentos filosóficos más antiguos y profundos -por esto muchos investigadores opinan que el tantra es el que da origen, por ejemplo, al yoga.

Pero continuemos con la historia de la disciplina. Fue en la época védica que mencionamos anteriormente donde el tantra fue dividido en dos caminos:

• **el llamado Camino de la Derecha**, practicado por los llamados *sanyasin*, que son célibes y por lo tanto se abstienen del sexo para transmutar la energía sexual en energía espiritual

• **el llamado Camino de la Izquierda**, practicado por los *Kaula*, que sí se sirven de la relación sexual para alcanzar la iluminación.

El Camino de la Derecha es el que, luego de iniciarse en la época védica, logró su más alto desarrollo en el Tíbet. Allí la relación sexual es imaginaria y se pone énfasis en la meditación. El de la Izquierda, en cambio, es netamente hindú, y allí sí se practica el acto sexual.

El tantra hoy

El motor de la vida es el deseo. El tantra nos plantea utilizar esa poderosa herramienta para llevar una vida plena y equilibrada y, para utilizarla, nos da un método, una técnica. El secreto es no dejar que el deseo nos lleve para donde él quiera sino tomar nosotros las riendas y darle nosotros el cauce adecuado.

La tecnología del deseo está especificada y delineada con mucha claridad y precisión, tanto en su método como en sus resultados, y resulta más que interesante la particularidad, y la importancia, de la transmisión personalizada del tantra.

Tradicionalmente, el tantra ha sido transmitido, desde el Buda histórico hasta nuestros días, de boca a oído, de forma absolutamente personal. Justamente, si el tantra es un camino de crecimiento pleno y equilibrado del ser humano con el fin de que nos sea de utilidad ahora (y no dentro de un año), en cada uno de los actos cotidianos de nuestra vida ¿cómo podría la transmisión tántrica ser una cuestión rígida y despersonalizada cuando nuestras vidas, nuestras actitudes, nuestras vivencias son tan diversas unas de otras?

No sólo el respeto por la diversidad ya era una cuestión de elevada importancia para el mismo Buda Shakiamuni sino también la comprensión de la importancia de enseñanzas hechas a la medida de cada persona que se acercaba a él.

Asimismo, sabemos cómo el tantra fue entregado para un rey que, como cada uno de nosotros, no podía -ni quería- alejarse del mundo para alcanzar la Iluminación. Como este rey, nosotros también podemos valernos de las valiosas enseñanzas y de las precisas técnicas tántricas para llevar nuestra vida a niveles aún más elevados de plenitud y disfrute.

El camino del tantra nos propone darnos cuenta de que es ahora el momento para la autorealización y que no tenemos que renunciar a aquello que nos da placer sino simplemente entrenarnos, en manejar con eficacia ahora, ya, los hilos de nuestra propia vida.

Hoy día se habla también del Neo-tantra como un intento de reintrepretar la vieja tradición de acuerdo a la mentalidad moderna y occidental. Despreciado por algunos y valorado por otros, lo que debe quedar claro, en todo caso, es que la renovación no es necesariamente mala. El tantra, más que ninguna otra tradición, se presta a una reinterpretación de acuerdo a la nueva sociedad, el nuevo ser humano y sus diferentes necesidades. Por eso el del Neo-tantra puede ser un camino válido si dejamos de lado, claro, a los mercaderes del sexo que buscan popularizar un tantra chato y sin contenido que más que camino de conocimiento se presenta al público como una guía de poses sexuales y como una promesa de placer inmediato y promiscuidad.

Con el buen Neo-tantra, en cambio, es posible acceder a estados de conciencia expandidos sin la necesidad de realizar algunos rituales que no son familiares al mundo occidental, logrando los mismo resultados que los tantras tradicionales a través de rituales entendibles y practicables por el público de nuestro hemisferio. Tiene una línea abierta a las relaciones sexuales, por lo que podemos llamarlo de la vía izquierda.

Este camino incluye la fabricación de *Mandalas* (símbolos), el uso de la conciencia y la energía creativa, la respiración, la movilización energética y la práctica sexual canalizada hacia los espacios sagrados de la conciencia en pos de la unidad del hombre y la mujer, de *Shiva* y *Shakti*, del Dios y la Diosa.

CAPÍTULO 4
TANTRA Y FILOSOFÍA

En el capítulo anterior exploramos la larga historia de la práctica tántrica. Sin embargo, en nuestra exposición nos vimos obligados a recurrir a términos que tal vez para algunas personas resulten confusos.

Para aclarar puntos que hacen a la relación entre filosofía oriental y tantra, entonces, diseñamos este apartado. En él intentaremos develar algunas preguntas fundamentales que hacen a la historia del tantrismo. Hablamos, por ejemplo, de que en el origen del tantra está Buda... ¿Pero quién es Buda? ¿Qué es, entonces, el budismo? ¿Por qué podemos decir que el tantra es una camino espiritual?

¿Qué es el budismo?

El fundador del budismo fue Buda Shakyamuni, que vivió e impartió enseñanzas hace más de dos mil quinientos años. Desde entonces, millones de personas alrededor de todo el mundo han seguido el camino espiritual que él enseñó.

El modo de vida budista, que consiste en cultivar la paz, la bondad y la sabiduría, sigue teniendo la misma vigencia hoy en día como en la antigua India. Buda explicó que todos nuestros problemas y sufrimientos tienen su origen en los estados mentales negativos, y que la felicidad y la buena fortuna surgen de estados mentales apacibles y positivos.

Enseñó métodos para superar de manera gradual los estados mentales negativos, como el odio, los celos y la ignorancia, y cultivar estados positivos como el amor, la compasión y la sabiduría. Si practicamos estos métodos, nos dice el budismo, finalmente experimentaremos paz y felicidad duraderas.

¿Quién es Buda?

En su "Introducción al budismo", Gueshe Kelsang Gyatso dice:

"Por lo general, Buda significa 'Ser Despierto', el ser que ha despertado del sueño de la ignorancia y percibe las cosas tal y como son. Un Buda es una persona que se ha liberado de todas las faltas y obstrucciones mentales.
Muchos seres se convirtieron en Budas en el pasado y muchos otros lo harán en el futuro".

No hay, entonces, nada que Buda no conozca. Debido a que despertó del sueño de la ignorancia y eliminó todas las obstrucciones de su mente, conoce todo lo que existe en el pasado, presente y futuro de manera directa y simultánea.

Además, Buda posee una compasión imparcial que abarca a todos los seres sintientes. Los beneficia sin excepción, manifestando emanaciones por todo el universo y bendiciendo sus mentes. Gracias a sus bendiciones, todas las criaturas, hasta el más ignorante de los animales, pueden generar estados mentales apacibles y virtuosos en alguna ocasión.

La tradición, además, enseña que tarde o temprano, todos los seres encontrarán una emanación de Buda bajo el aspecto de un guía espiritual y tendrán la oportunidad de entrar en los senderos que los conducirán hacia la liberación y la iluminación. Nagaryhuna, el gran erudito indio, afirmó que no existe ni un solo ser que no haya recibido ayuda de Buda.

Pero es imposible describir las excelentes cualidades de un buda. La compasión de un buda, su sabiduría y poder, están más allá de nuestra comprensión. Sin ninguna mancha que oscurezca su mente, un buda percibe todos los fenómenos del universo con tanta claridad como vería una joya sobre la palma de su mano. Gracias al poder de su compasión, realiza de manera espontánea cualquier acción que vaya a beneficiar a los demás. No tiene que pensar en cuál es la mejor manera de ayudarlos porque actúa espontáneamente del modo más beneficioso. Al igual que el sol no tiene que esforzarse por irradiar luz y calor porque lo hace de forma natural, un buda tampoco tiene que poner esfuerzo en beneficiar a los demás porque esa es su naturaleza.

Del mismo modo que el reflejo de la luna aparece en cualquier superficie de agua en reposo, las emanaciones de los budas surgen allí donde haya seres que puedan percibirlas. Los budas pueden adquirir cualquier forma para ayudar a los seres sintientes. En unas ocasiones se manifiestan como practicantes budistas, y en otras, como no budistas. Se pueden manifestar como hombres o mujeres, monarcas o vagabundos, ciudadanos ejemplares o criminales e incluso pueden aparecer como animales, viento o lluvia, montañas e islas. Si no somos un buda, no podemos saber quién lo es y quién no lo es, o qué objeto es o no una emanación.

De todas las maneras en que un Buda puede ayudar a los seres sintientes, la suprema es manifestándose como un Guía Espiritual. Con sus enseñanzas y ejemplo inmaculado, un Guía Espiritual auténtico conduce a sus discípulos por los caminos de la liberación y la iluminación.

Si encontramos a un Guía Espiritual cualificado y ponemos en práctica lo que nos enseña, sin lugar a dudas alcanzaremos la iluminación total y nos convertiremos en un buda victorioso. Entonces, podremos devolver la bondad de todos los seres sintientes liberándolos de los sufrimientos y conduciéndolos al gozo supremo de la budeidad.

¿Qué es un camino espiritual?

"*En las enseñanzas de Buda se muestra un camino gradual hacia la felicidad duradera. Al recorrer este camino, cualquier persona puede transformar su actual estado de confusión y egoísmo en la mente gozosa de Buda*". Como Gueshe Kelsang Gyatso dice en su libro "Ocho pasos hacia la felicidad":

"*Todos los seres sintientes poseen el potencial de alcanzar el estado de Buda, el ser que ha superado sus limitaciones y desarrollado por completo sus cualidades. Podemos comparar nuestra mente con el cielo nublado, puesto que en esencia es pureza y claridad, pero está temporalmente cubierta por las nubes de las perturbaciones mentales o engaños*".

El tantra es entonces un camino espiritual porque nos enseña que, al igual que hasta las nubes más oscuras terminan por desaparecer, las perturbaciones mentales también pueden eliminarse. Los engaños, como el odio, la codicia y la ignorancia, no forman parte intrínseca de nuestra mente. Podemos eliminarlos por completo aplicando los métodos apropiados y alcanzar la felicidad suprema de la iluminación total.

Después de alcanzar la iluminación a través de la práctica sexual que nos propone el tantra, tendremos todas las cualidades necesarias (amor y compasión universales, sabiduría omnisciente y poder espiritual ilimitado) para conducir a todos los seres sintientes a ese mismo estado.

¿Qué es la meditación?

La meditación es el corazón del modo de vida budista. Se trata de un método para comprender nuestra mente y trabajar con ella. Primero se aprende a identificar los estados mentales negativos, conocidos como engaños, y luego a cultivar mentes positivas.

Con la meditación se superan los engaños y el individuo se familiariza con estados mentales virtuosos. En la vida diaria será necesario mantener los estados mentales que se hayan cultivado durante la meditación así, se utilizará la sabiduría que emane de los mismos para mejorar la propia vida cotidiana.

La de la meditación es una práctica que requiere de tiempo y de paciencia. Es, probablemente, la que más cuesta a los occidentales en un principio porque es todo lo contrario a la locura que propone occidente.

A pesar de esto, la práctica de la meditación vale la pena y los resultados pueden ser formidables. Meditación es tranquilidad, es descanso, es expansión y es autoconocimiento.

¿Qué es el dharma?

Dharma significa protección. Con la práctica de las enseñanzas de Buda el individuo se protege del sufrimiento. Todos los problemas diarios se originan en la ignorancia, pero esta se elimina con la práctica de *dharma*.

El adiestramiento en el *dharma* es el método supremo para mejorar la propia calidad de vida. Esta no sólo depende del progreso material, sino también de que cultivemos paz y felicidad en nuestro interior. En el pasado, por ejemplo, numerosos budistas vivían en países pobres y, a pesar de ello, disfrutaban de felicidad pura y duradera porque practicaban las enseñanzas de Buda.

Si integramos las enseñanzas de Buda en nuestra vida diaria, podemos resolver nuestros problemas internos y disfrutar de verdadera serenidad. Sin paz interior, la paz externa es imposible.

Si establecemos primero la paz en nuestro interior por medio del adiestramiento en el camino espiritual, la paz externa se impondrá de forma natural; pero si no lo hacemos así, nunca habrá paz en el mundo por muchas campañas que se organicen en su favor.

¿Qué es la iluminación?

El objetivo más elevado que puede alcanzar un ser humano es la iluminación completa, un estado de paz duradera en el que todos los obstáculos que oscurecen la mente han sido eliminados y todas las buenas cualidades (como la sabiduría, la compasión y los medios hábiles) se han desarrollado por completo.

Sin embargo, no podemos alcanzar este objetivo final simplemente deseándolo, sino que debemos utilizar los métodos apropiados para conseguirlo... ¿Pero cuáles son estos métodos para alcanzar la paz de la iluminación total?

Existen dos caminos:

> **1.** El camino del *Sutra*.
> **2.** El camino del *Mantra secreto*.

El camino del *Sutra* es el camino de la práctica, de la realización de acciones específicas. El camino del *Mantra secreto*, en cambio, es el camino de la meditación y la no acción. Según la tradición hindú, las técnicas reveladas en el *Mantra secreto* son superiores a las reveladas en los *Sutras*.

Pero no sólo el camino del *Mantra secreto* es el camino supremo hacia la iluminación total, sino que además es muy difícil de encontrar -como dijo Yhe Tsongkhapa, las enseñanzas del *Mantra secreto* son incluso más escasas que los budas porque a pesar de que a lo largo de la historia aparecerán mil budas fundadores, sólo el cuarto (Buda Shakyamuni), el undécimo y el último enseñarán los caminos del *Mantra secreto*.

Si las enseñanzas del *Mantra secreto* desaparecieran de este mundo, no tendríamos la oportunidad de convertirnos en budas. Por lo tanto, mientras todavía tengamos acceso a estas preciosas enseñanzas, debemos esforzarnos por ponerlas en práctica y adquirir experiencia en ellas.

La etimología del *Mantra secreto* es la siguiente. *Mantra* significa protección de la mente. La función del Mantra secreto es capacitarnos para progresar con rapidez a través de las etapas del camino espiritual protegiendo nuestra mente de las apariencias y concepciones ordinarias. Secreto, por su parte, indica que estos métodos deben practicarse con discreción. Si mostramos abiertamente nuestras prácticas, tendremos numerosos obstáculos. Sería como revelar en público que poseemos una joya preciosa y, como resultado, atraer la atención de los ladrones.

El camino del tantra es el camino superior porque nos enseña a unir las enseñanzas de los *Sutras* con las de los *Mantras secretos*. El tantra considera que sólo la meditación en movimiento (sólo la meditación unida a la acción) es capaz de producir la iluminación, por eso nos enseña a alcanzar la misma a través de la práctica del sexo consciente y meditativo.

CAPÍTULO 5

EL SEXO TÁNTRICO

En este capítulo nos introduciremos en las prácticas sexuales que nos propone el tantra. ¿Cómo potenciar el goce? ¿Cómo alcanzar la iluminación? Estas serán las preguntas que nos guiarán en nuestro recorrido. Las respuestas nos enseñarán que es posible trascender el propio cuerpo a través de la acción del mismo cuerpo, que es posible salirse de lo humano a través de lo que es más específicamente humano: la capacidad de amar.

Ante todo debemos mencionar que el sexo tántrico se enmarca en el contexto del tantra, proveniente de la antigua India y del Tíbet. El sexo tántrico era originalmente una práctica abierta a todos, es decir sin distinción de castas, que permitía acceder a la trascendencia.

Dentro de las premisas fundamentales del sexo tántrico estaba el respeto incondicional por todos y la libertad por igual para todos los seres humanos, por esto el tantrismo, como dijimos, ha sido objeto de persecuciones por parte de los diversos invasores que azotaron la India: los arios, el Islam en la Edad Media y los ingleses puritanos de la colonización. Si se practica el tantra se es libre y los invasores no querían tratar con seres libres porque a éstos no se los puede dominar. Por eso prohibieron al tantra, para terminar con la posibilidad de la iluminación.

La concepción del sexo tántrico

En el tantrismo la mujer encarna el poder, y el hombre la capacidad de maravillarse por eso no debe sorprendernos el hecho de que numerosos maestros de tantra sean mujeres. Ciertos legados sólo se trasmiten a mujeres, y la mujer, cuando es discípula, disfruta de un prestigio mayor que el hombre, desde el punto de vista de la energía, del valor y de la intensidad de su visión. Los textos lo expresan con claridad:

Aquello que un tántrico logra en un año,
una discípula lo consigue en un día.

En el sexo tántrico la integridad moral de la mujer no tiene mácula es, por tanto, una concepción muy distante de la que la considera como el origen del pecado, la tentación y la condena, como nos enseñan las tres religiones monoteístas más importantes.

La concepción del sexo tántrico no hace distinción entre lo puro y lo impuro, la belleza y la fealdad o el bien y el mal. Al igual que en la concepción taoísta de *ying* y el *yang*, los opuestos se complementan configurando el proceso de lo divino.

Estos patrones de valoración absoluta de la mujer y de lo femenino (que es vista como sagrada por ser dadora de vida) que están presentes en el tantrismo constituyen patrones de relación diferentes a los conocidos en occidente, y tienden a la armonía; la espontaneidad y sinceridad, la filiación y la sinergía. En contraposición, entonces, a un occidente que nos enseña que lo masculino es superior a lo femenino por ser más fuerte, el tantrismo nos enseña (como el *Tai Chi* chino) que en la suavidad reside la mayor fortaleza y, claro, que en lo humano, que es lo más endeble, existe la divinidad, que es lo más fuerte y poderoso.

En estas concepciones la divinidad está en el ser humano, no más allá de éste, y se manifiesta a través de su modo de vivir. Los tántricos, por eso, han sido y son personas sensuales. En último término, su objetivo no es exclusivamente experimentar más placer y felicidad sexuales, sino reconocer en todo la acción divina.

A semejanza de lo que hace el taoísta, el tántrico no excluye nada de su vida mientras no lesione a otra individualidad. Por eso en el tantra se practica la unión de los opuestos *ying-yang*: la idea es que cada individuo posee un *ying* y *yang* individual que se conecta con el *ying-yang* de su pareja; y aunque la generalidad habla de la unión de lo masculino con lo femenino, puede también conceptuarse la unión de lo femenino-*ying* con lo femenino-*yang* o lo masculino-*ying* con lo masculino-*yang*.

El orgasmo cósmico

Somos un cosmos viviente porque dentro de nosotros viven millones y millones de células dotadas de su propia conciencia. Son en realidad entes individuales aunque pertenezcan al universo de nuestro cuerpo.

Cuando la felicidad y el gozo más profundo conmueven nuestro ser, cada una de nuestras células vibra con esa dicha irradiando su mayor potencial de energía y ese fabuloso microuniverso que es nuestro cuerpo se llena de un gozo pleno y luminoso, de una música de las esferas que lo llena todo con su armonía.

Esta música maravillosa no es ni más ni menos que el mítico orgasmo cósmico que persiguen los tántricos. Algo que va más allá de una mera experiencia genital o sensorial porque es una experiencia holística que implica a todo el ser.

Para lograrlo, el ritual tántrico nos enseña a alargar la experiencia erótica e implicar en ese acto sublime y sagrado a todos nuestros sentidos, conciencia y emociones; para que cada una de las células y neuronas del cuerpo participen de esa explosión de luz y energía que vitalizará todo el cuerpo.

El tantra propone elevar la energía sexual a la conciencia para lograr la iluminación y, la iluminación es esto:

"un sentimiento de dicha inenarrable donde nos sentimos parte del universo, donde nos percibimos como universo, donde experimentamos una armonía y plenitud totales en todos los ámbitos de nuestro ser".

No es un mero placer genital. Esta sensación, este sentimiento, esta vivencia, es algo que nos puede acompañar durante horas, durante días y durante mucho tiempo. Ésta es la gran diferencia con el orgasmo meramente sexual que, pudiendo ser muy intenso, es una experiencia que pasa dejándonos siempre la sensación de brevedad, de instantaneidad y fugacidad por muy prolongado que haya sido.

El orgasmo cósmico es una experiencia, una plenitud que permanece mucho más tiempo y que una vez experimentado puede ser despertado casi por cualquier cosa que nos recuerde esa conexión sagrada de plenitud y armonía entre nosotros y el universo.

El uso tántrico de la energía sexual

Para el tantra la energía sexual es realmente poderosa y en el acto sexual se genera una gran energía que hay que aprender a usar y a controlar. Naturalmente esta energía llega a su cumbre en el momento del orgasmo, pero el problema es que a partir de ahí baja o disminuye bruscamente.

Esto es cierto sobre todo cuando se vive el sexo como un desahogo, cuando hay una gran necesidad o cuando el acto sexual está enfocado a lograr más o menos obsesivamente el orgasmo. Este probablemente llegará más pronto que tarde si todo es normal, se generará un cierto nivel de energía pero enseguida caerá en picado. Esto es, para el tantra, desperdiciar la energía.

El tantra propone que la aprovechemos mejor y su primer planteamiento es obvio y sencillo: prolongar el coito y sus prolegómenos. Si analizamos el acto sexual se compone de diversas fases en que el gozo y la excitación van aumentando y de una única fase final -orgasmo- donde todo casi termina bruscamente. La primer cuestión, entonces, consistirá en alargar al máximo la fase previa a la penetración y también el coito en sí antes del orgasmo; como ambas fases son también placenteras se aumentará el gozo y la plenitud que nos pueda aportar el sexo.

Esto además tiene muchas ventajas. La primera es satisfacer plenamente a la mujer, llegar a posibilitar que sea multiorgásmica y que su propia plenitud despierte en ella los poderes mágicos que toda mujer encierra.

¿Pero cómo lograrlo?

• **Lo primero es muy sencillo:** alargar los prolegómenos del coito, estimular los juegos eróticos y las caricias. Con ello se aumentará tanto el nivel de excitación como de energía que la sexualidad despierta en ambos amantes.

• **Lo siguiente es un poco más difícil pero no tanto:** desarrollar la consciencia en medio de la excitación erótica para canalizar conscientemente esa energía que estamos despertando. Esto se consigue con la actitud y respiración adecuadas durante el acto sexual.

• **Lo siguiente es durante el coito en sí, es decir durante la penetración:** controlar al máximo la eyaculación para al menos demorarla e incluso suprimirla.

• **Lo último es utilizar ese tiempo, esa concentración y esa forma consciente de hacer el amor** para primero extender la energía sexual por todo el cuerpo (vitalizando y haciendo participe del gozo a cada una de nuestras células) y por último hacerla subir al cerebro.

En el tantra, entonces, todo el proceso sexual deberá ser consciente: la mente y las distintas técnicas que se usan están presentes para canalizar adecuadamente esa energía sexual que estamos generando, el cuerpo debe vibrar con la energía, con un gozo donde se unen emoción, sexualidad y sensualidad pero la mente debe estar en calma, la respiración debe ser controlada y profunda y debe haber una voluntad de trascender, de llevar la experiencia sexual más allá de lo ordinario para hacerla realmente cósmica.

Para ello la energía sexual debe llegar al cerebro, iluminar y llenar con su fuego cada una de los miles de millones de neuronas que tenemos. Esto produce una superestimulación neuronal que tonifica el cerebro, lo vitaliza y lo llena de energía y, sobre todo, hace que funcione de una forma global, fusionando las dos áreas o hemisferios en que se divide el mismo: la intuitiva y la racional.

El control de la eyaculación

Cierto es que tras el orgasmo el hombre puede permanecer parcialmente activo en cuanto al sexo y abierto a la ternura y las caricias pero perderá más o menos temporalmente su erección y más aún sus ganas de seguir con la actividad sexual, ya que se sentirá desde demasiado relajado hasta incluso cansado o con ganas de dormir.

Por eso, para alargar la experiencia sexual, el hombre debe controlar su eyaculación y para ello no debe buscarla como si fuese una certeza o culminación de su placer. Es el final de su placer y de su gozo y por lo tanto lo conveniente será demorarla lo más posible.

El hombre debe pensar que controlar su eyaculación no es renunciar a su placer sino prolongarlo en una medida diferente, no es subir a una encrespada montaña para caer abruptamente sino recorrer un largo y hermoso valle que va ascendiendo poco a poco; si se persevera en el camino, se será capaz de admirar las cumbres más altas y más elevadas, aquellas donde la divinidad puede ser contemplada a simple vista.

El control de la eyaculación no significa renunciar totalmente a eyacular. En principio se trata de demorar la eyaculación lo más posible. Si se desea se puede terminar el acto sexual eyaculando, también se puede prescindir de eyacular durante algunos coitos para mantenerse con ganas de continuar la práctica sexual.

Desde luego que no es positivo una renuncia total a la eyaculación, salvo que se esté en un camino total de trascendencia y se conozca muy bien la técnica de transmutar la sexualidad en espíritu y conciencia.

Controlarla parcialmente sí puede ser interesante, es decir, eyacular cada cinco, ocho, diez o quince coitos dependiendo de la edad, la estación del tiempo, el estado de salud y las metas propuestas. Esto es interesante como método para tener un mayor vigor sexual, para tener más capacidad para el sexo, para disponer de más energía física y también psíquica.

Para los taoístas el control de la eyaculación es utilizado como método curativo para multitud de dolencias, existiendo las recetas de hacer el amor varias veces al día sin eyacular para un buen número de enfermedades, pero sobre todo el control de la eyaculación ha sido usado como método de alargar la vida y tener vitalidad hasta una edad muy avanzada.

Para los tántricos el control de la eyaculación es usado más bien como método de trascendencia y de acceder a una conciencia superior. Con respecto a la pareja la necesidad del hombre por controlar su eyaculación se refiere más bien a poder prolongar el acto sexual y lograr que su compañera tenga una serie de orgasmos muy intensos y profundos que despertarán su naturaleza mágica y una gran energía en ella que beneficiará también al hombre indirectamente.

Por último, controlando su eyaculación y uniendo a la energía sexual el poder de la emoción, del amor, el despertar de todos lo sentidos y la búsqueda espiritual, el hombre puede entonces lograr un tipo de orgasmo diferente y más poderoso, un orgasmo cósmico que no tiene fin sino que puede acompañarle durante días y ser removido o despertado por cualquier experiencia positiva.

El sexo sin prisa

El tantra aconseja, como dijimos, la no eyaculación en el hombre, porque considera que la energía que normalmente es liberada hacia afuera en la eyaculación puede utilizarse si la transmutamos en óleo vital (llamado *Ojas Shakti*). Este óleo es capaz de hacer que la energía no baje nuevamente a la tierra sino que ascienda por la columna astral y active los siete chakras de la conciencia. En esta activación la energía se eleva y permite lograr la percepción interna de la luz interior como una puerta que se abre al infinito.

La energía sexual es fuente de placer, de vida, de transformación. Por supuesto que está unido a la conciencia y a la meditación. No usa al sexo como una descarga genital sino como intercambio de las energías femeninas *Shakti* y masculinas *Shiva* para sentirse uno solo y lo mismo con el amante y, así, con el universo.

El tantra sostiene que en un comienzo fuimos un ser andrógino, un solo ser, mitad mujer, mitad hombre. El sexo (de la raíz *sectus*, es decir: dividir, cortar, separar) fue lo que provocó la división, porque es lo que divide y diferencia a los amantes. El sexo, entonces, es lo único que permite lograr la unión de lo que alguna vez fue separado. Por eso el sexo tántrico, porque nos devuelve a un momento anterior al tiempo, a un momento donde todo estaba unido (un momento, diríamos en occidente, anterior al *Big Bang*).

La activación de los chakras

En la unión sexual que nos propone el tantra debe implicarse todo el cuerpo, sentimientos, células, mente (en suma: la totalidad del ser humano, entendido éste desde una visión holística). Las diferentes técnicas de estimulación sexual tendrán su expresión en el alineamiento y activación de los chakras (los puntos sensibles) de ambos amantes.

Es que el sexo, en el tantra, se practica con todo el cuerpo o para decir mejor: con todo el ser. Esto es lo que permite la activación de los siete chakras del cuerpo humano.

• Con el deseo mutuo y la excitación genital se activa el primer chakra, ayudado además en su despertar por el perfume del incienso y los propios aromas sexuales de cada amante.

• Los besos, la estimulación oral, el gusto de la piel fresca y perfumada en las caricias orales, el roce de las lenguas, estimulan y activan el segundo chakra de los amantes, el *Swadhistna*, que corresponde al sentido del gusto y que activa las secreciones y fluidos genitales.

• La contemplación de los cuerpos desnudos, de la belleza de los objetos rituales que se hayan podido poner en la habitación y especialmente la capacidad de ver con nuestros propios sentidos psíquicos la divinidad presente en nuestro amante, activan el chakra *Manipura* o tercer chakra que está relacionado con la vista.

• Las caricias por toda la piel (especialmente en el pecho), tanto del hombre como de la mujer, las sensaciones en el pene, el clítoris y la lengua activan el cuarto chakra o *Anahata* relacionado con el sentido del tacto.

• Los sonidos y gemidos de placer, las palabras estimulantes, los susurros y las expresiones de amor, despiertan y activan el quinto chakra o *Vishuddhi* relacionado con el sonido.

• Todos estos chakras son estimulados en cualquier unión amorosa convencional que, cuando llega al orgasmo, en ese grito o gemido con que termina activa el chakra superior de la garganta o sexto chakra.

• Dependiendo de si hemos hecho las cosas bien canalizando adecuadamente la energía sexual al cerebro podremos en un orgasmo extendido activar también los chakras superiores y el tercer ojo aumentando la intuición y la capacidad de clarividencia.

La búsqueda de la ascensión mutua

El trabajo del tantra comienza, pues, en el primer chakra o chakra de base de esa pirámide de los chakras. Los practicantes de este arte pueden ayudarse mutuamente a incrementar el placer sexual y amplificar la atracción pura.

Algunas personas, demasiado inmersas en el pensamiento occidental, quizás rechacen este intenso sentimiento sexual o lo crean algo no deseable. Pero si este sentimiento se usa con la intención de lograr la progresión espiritual, el placer se convierte en la puerta que lleva a estados más elevados del ser, desde este punto de vista, el sexo es un vehículo para obtener cosas mejores.

El placer se convierte en una máquina propulsora que impulsa a la pareja hacia las más elevadas altitudes del amor espiritual y del éxtasis. Como todo en la vida, el intento es la primera clave para generar este evento mágico. El intento es aquello que se busca cuando se realiza algo, es lo que se quiere lograr.

En la mayoría de los casos, el intento de las personas mientras mantienen relaciones sexuales es el de disfrutar con la estimulación genital a los sumo hacer gozar a la pareja u obtener placer mutuo. Pero si se usa el intento para amar mientras se está disfrutando, no solamente se incrementa el placer, sino que se fortalece el amor de pareja y la comunicación de la misma.

Así, la práctica tántrica se convierte en una meditación mutua, por encima tanto del placer como del amor, de forma simultanea, esto es tan simple como lograr sentir placer en el primer chakra y amor en el cuarto al mismo tiempo, ciertamente no es un hecho tan esotérico.

Para aquellas parejas que tienen aspiraciones más elevadas, se puede añadir un tercer elemento del intento, que es el éxtasis espiritual, que se puede sentir en el séptimo chakra, situado en la coronilla, en lo alto de la cabeza. Este enfoque sobre el chakra de la coronilla es similar a la elevación del *Chi* (en chino, energía) en el *Yoga Kundalini,* y puede tener idénticos efectos espirituales e incluso mejores.

El séptimo chakra es el que está más estrechamente armonizado con el alma. Es en este donde recibimos comúnmente mensajes e influencias desde el alma o el ser superior. Cuando dos personas enfocan su intención en el otro simultáneamente, mientras mantienen la conciencia en sus siete chakras, comienzan a experimentar lo que es llamado comunión del alma esta, lo adelantamos, puede ser realmente exquisita.

Así que en esencia, el sexo no solo es necesario para el intercambio del primer chakra o del placer. Puede ser también una forma de alinear las energías psíquicas e intentar con el compañero o compañera niveles de placer/orgasmo, amor/reverencia y éxtasis/comunión del alma, (primero, cuarto y séptimo chakra respectivamente). Este es, pues, un buen acercamiento a la unión taoística del hombre y de la mujer.

La persona observadora se dará cuenta de que el placer en el sexo se incrementa o decrece depende de los pensamientos que se esté teniendo en ese momento. Detrás de cada pensamiento está también el correspondiente intento. Cada intento que mantenemos, crea su correspondiente efecto psíquico. Así que para nuestro propio placer y para el de nuestro compañero el intento es algo que hay que tener en cuenta, ya que es muy relevante.

El intento usado por las personas durante el sexo es muchas veces egoísta. Esto quiere decir que se busca el placer sexual solo para uno mismo, aunque sea a expensas del compañero. El tantra, en cambio, nos propone el intento de acrecentar el propio placer con el placer del otro.

De esta manera, uno se acerca al sexo opuesto con reverencia y el varón entra en la mujer tal como entraría en un templo sagrado en donde se tienen tan solo los pensamientos y sentimientos más puros de adoración a la deidad.

Cuando mutuamente se sostiene este intento tiene lugar una reciprocidad psíquica de una vibración muy elevada. Así como una mujer se eleva por la adoración espiritual del hombre, así se eleva también su estado de conciencia; esto es particularmente cierto durante el sexo, porque el sexo tiende, como ya mencionamos, a abrir todos los chakras y a estimular poderosamente el flujo de energía.

Desde esta posición elevada, la mujer entonces puede elevar el nivel de conciencia del hombre aún más. Cuando esto ocurre, éste obtiene aún más poder personal. Con este poder aumentado, él la eleva a ella -y así hasta el infinito- hasta ese lugar mágico donde todo es todo.

Practicada con disciplina, esta técnica puede ser usada para acceder a cada vez más elevados estados de conciencia o, en otras palabras, niveles de iluminación mutua. Se podría llamar a este proceso la mutua ascensión y es una de las prácticas tántricas más nobles.

En estas condiciones, el sexo no tiene por que incluir el orgasmo, o puede retrasarlo durante largos períodos hasta que mutuamente se alcance el éxtasis. La mente espiritualizada puede elegir en esta práctica la forma del no orgasmo, aunque se esté practicando sexo, simplemente manteniendo el incremento de la vibración en el otro y el nivel de energía indefinidamente.

En esta práctica generalmente no es necesario estimular el movimiento físico, ya que la misma puede tomar la forma de la meditación de grupo para así experimentar sentimientos y sensaciones profundos, sutiles y mutuos.

Tal práctica también puede incluir sexo muy dinámico, con mucho movimiento físico, para incrementar la intensidad del placer, o se puede alternar entre ambos extremos. Pero aparte de la técnica en sí, para obtener los mayores beneficios tántricos debería tenerse muy centrado el enfoque en un amor más elevado, en el éxtasis y en la elevación mutua. Así, la pareja se elevará, y los cuerpos se acercarán a la divinidad, y todo será sagrado.

La práctica del sexo mágico

La práctica conocida comúnmente como el sexo mágico funciona bajo los mismos principios psíquicos que el tantra y ciertos tipos de *Kundalini*. A través de esta práctica se busca canalizar la energía del orgasmo para obtener ciertos resultados deseados. El orgasmo muy a menudo es enviado hacia el entorno (o hacia otra persona o grupo de personas) con la intención de que se obtengan los resultados deseados. Esta es una de las maneras conocidas como conjuro.

Una pareja podría intencionadamente echarse un conjuro mutuamente, para su beneficio mutuo.

Un sentimiento tan fuerte como el orgasmo puede usarse de forma ideal como una ola, transportando y transmitiendo la intención que lo provoca hacia el lugar que la pareja busque el orgasmo se vuelve particularmente potente si se acompaña de la visualización. Una pareja puede enviarse el orgasmo mutuamente simplemente con el intento de hacerlo.

El orgasmo también se puede enviar al mundo entero (tal como se ve el globo terráqueo desde el espacio). Se puede emplear el intento en el momento del máximo pico sexual (elevada vibración), para elevar la conciencia del mundo. Una pareja que emplee este intento, está practicando un nivel muy avanzado y benéfico del sexo mágico.

En toda relación íntima, hay altos niveles de vulnerabilidad, particularmente, a nivel psíquico. Para realizar el tantra elevado, cada persona debe estar completamente abierta al compañero (completamente y sin reservas). El alineamiento psíquico con otra persona no es entonces una recompensa de fácil obtención, sino que requiere grandes dosis de paciencia y de trabajo espiritual.

Para llevarlo a cabo debemos ser capaces de transmutar nuestro propio dolor y miedo y elevarlos hacia las más elevadas vibraciones e intenciones. También puede servirnos una preparación mental para alcanzar el estado necesario del ser, para que permanezca abierto y libre. Cuanto más elevemos nuestra vibración individual, tanto más podremos hacer el amor, uniéndonos con nuestro compañero o compañera en un gozo sin fin, elevado, eterno.

La práctica tántrica en soledad

Comúnmente entendemos a la práctica sexual como una práctica compartida, en la que intervienen dos personas. Pero la propia sexualidad, nos enseña el tantra, puede estimularse en soledad.

¿Qué pasa con quienes no tienen pareja o con quienes tienen una pareja que no se encuentra cerca por cuestiones de trabajo? También puede practicarse la magia tántrica en solitario mediante la conexión con el amante interior que todos llevamos dentro.

También podemos sentirnos enamorados de la vida experimentando en nuestro interior su belleza, su fuerza y su plenitud. Así, contemplando la sonrisa de un niño, observando un hermoso paisaje o el vuelo de una mariposa podemos tener el gozo de sentirnos parte de una inmensa belleza que está ahí fuera y también dentro para decir mejor: que en realidad no está ni fuera ni dentro sino es la propia esencia del todo del que formamos parte.

Sí. Podemos avanzar en el tantra haciendo el amor con nuestra pareja de la forma más intensa y sublime posible, hasta experimentar el gozo en cada una de nuestras células, hasta alcanzar una plenitud total. Así, gracias a ese misterio del amor y del sexo, gracias a esa unión con el otro, podemos llegar a descubrir la plenitud que existe en nuestro interior.

Pero si estamos solos podemos ir directamente a las fuentes, podemos hacer el viaje al revés, es decir, descubrir sin ayuda de nadie que esa plenitud existe ya en nuestro interior.

Entonces descubriremos que no estamos solos, que la vida es nuestro mejor amante la gracia que nos acompañará desde ese momento nos convertirá en los amantes más poderosos y nuestra vida y existencias serán realmente mágicas. Por esto el tantra es ante todo un camino iniciático y de transformación interior.

CAPÍTULO 6

EL TANTRA Y LA VIDA EN PAREJA

No hay nada más diferente que un hombre y una mujer porque ambos son la expresión pura de la dualidad. Podrían estar condenados a no entenderse nunca si no fuera porque la magia del amor y del sexo está basada en la atracción de los opuestos. Es decir, son precisamente esas diferencias las que hacen que se unan las parejas pero también, claro, las que hacen que las mismas discutan o se separen.

Convertir estas diferencias en un motivo de disputa, de causas que nos separan o en un motivo de unión, de causas que nos complementan y nos ayudan a ser más completos, son las diferentes opciones que tiene cualquier pareja; la opción elegida será el resultado del saber convivir y desarrollar la conciencia o del dejarse llevar por lo más primario y pasional que viva en los miembros de la misma.

Una pareja es como los dos polos de la energía eléctrica: si canalizan adecuadamente sus energías juntas podrán producir luz, fuerza, magia y poder compartido pero si se juntan los cables sin ninguna precaución producirán chispazos incontrolables, destructivos y peligrosos.

Estas diferencias, estos problemas de convivencia a los que se enfrentan todas las parejas, son algo natural y nada tienen que ver con una posible perdida del amor entre los miembros de la misma, son, eso sí, retos que hay que saber afrontar juntos. Hay que afrontarlos con amor, cierto, pero esto sólo, aún siendo fundamental, es insuficiente: también hace falta comunicación y consciencia de que se está enfrentando un problema compartido.

El tantra ayuda a mejorar la comunicación de pareja, por eso es altamente recomendable para mejorar la calidad de vida de parejas que, aún amándose, no encuentran solución al problema de la convivencia diaria. Esto, porque la armonía en la pareja es algo que no viene dado con el amor sino algo que debe ser conquistado, ganado poco a poco; los resultados, eso sí, son maravillosos.

Desarrollar la capacidad de comunicarse

Una buena capacidad de comunicación es lo primero que deben lograr todas las parejas que quieran establecer una base sólida para que su amor crezca y se desarrolle.

En las sociedades modernas, sin embargo, esto a veces resulta complicado. El estrés, el cansancio, la presión constante, hacen que cada uno de los miembros de la pareja se cierre sobre sí e impiden que la comunicación en la misma se vuelva eficaz.

El tantra nos ayuda a lograr una comunicación de pareja eficaz. Para esto, utiliza al sexo: es a través de la práctica sexual que aprendemos a comunicarnos con la propia pareja, porque el sexo tántrico pone el énfasis en el conocimiento del otro, en la exploración del cuerpo del otro y en la internalización de las emociones del otro. Con el tantra, nos volvemos uno con nuestro amante. La unidad que surge de la práctica de la disciplina hace que la comunicación entre los miembros de la pareja sea inmediata, completa, es decir, sin tabúes ni prejuicios.

Con el tantra se aprende a descubrir las sensaciones que nuestro propio cuerpo produce en el otro, es por eso que la comunicación mejora. Las pareja tántricas ven sus relaciones mejorar porque éstas se vuelven más claras. Cada miembro de la pareja sabe qué es lo que le pasa al otro, porque se dedicaron largo tiempo para explorar al otro, para tocarlo, para sentirlo.

La capacidad de comunicación tántrica

El tantra tiene una visión global del ser humano y también de la vida, por eso el sexo entre los amantes no es meramente una cuestión genital ya que implica a toda la piel, a todas las células, a todos los sentimientos, sensaciones y pensamientos en su búsqueda del éxtasis.

Lo mismo sucede con las habilidades de comunicación que deben desarrollar los amantes tántricos. La comunicación que aprende a desarrollarse en el tantra es una comunicación que va más allá de las palabras, algo que no es solamente hablar aunque, por supuesto, también lo sea.

Comunicarse con las palabras es necesario, desde luego. Contar con sinceridad lo que uno piensa, siente y desea es necesario. También saber escuchar al otro, establecer momentos para el diálogo, para la intimidad, para compartir deseos, sueños y preocupaciones. Pero muchas veces las palabras no pueden expresar todo lo que llevamos dentro y no pueden contener todo lo que queremos comunicar.

Por eso, la comunicación emocional es también necesaria.

Muchas veces un gesto, la expresión de un rostro, una determinada postura corporal dicen más que muchas palabras. Saber escuchar las cosas que nuestra pareja nos dice con palabras es, entonces, importante, pero saber escuchar aquello que nuestra pareja no nos dice es lo fundamental. No nos dice, claro, con palabras, pero sí con el cuerpo, con la cara, con una manera especial de tomar de la mano, con un beso o con una caricia.

Desarrollar la habilidad de comunicación emocional es saber ir más allá de las palabras y tener la capacidad de comprender la emoción que recorre el cuerpo de la pareja en todo momento, con sólo observarla, con sólo tocarla, con escucharla.

Desarrollar la comunicación tántrica es fundamental para que la pareja se vuelva fuerte y duradera, porque sólo la comunicación tántrica permite al individuo comunicarse con su pareja de manera completa y sin interferencias conscientes.

Este tipo de comunicación nos enseña a entender al otro y a eliminar los sentimientos negativos. Hoy sabemos que todo sentimiento negativo guardado es algo malo que se queda dentro del cuerpo y pondrá en peligro no solamente la relación de pareja sino también la salud de la propia persona.

Desarrollar las habilidades de la comunicación emocional es estar dispuestos a escuchar serenamente sentimientos desagradables o reproches emitidos por nuestra pareja y también saber expresar los nuestros con las mejores palabras posibles, sin herir al otro, sin hacerlo sufrir.

El tantra nos enseña a ser conscientes de lo que hacemos y de lo que decimos. Cultivando esta habilidad aprenderemos a no herir a nuestras parejas con palabras desagradables de las que luego nos arrepentimos.

La comunicación emocional

La comunicación emocional es la que se da entre las personas que se conocen y se frecuentan. A veces es sorprendente pensar en alguien al que hace tiempo no vemos y darnos cuenta que nos es imposible recordar su voz pero sí un gesto, una manera de pararse, una forma particular de tomar los objetos, de estar en el mundo.

Eso es la comunicación emocional. Es la comunicación total, la comunicación, no a través de las palabras sino a través de los silencios.

Para empezar a desarrollar la comunicación emocional, aquí van algunas recomendaciones:

• **No se debe culpar a la pareja de los propios sentimientos de frustración.** Las parejas frecuentemente fracasan cuando los miembros de la misma hacen culpable al otro de la propia frustración. Es bueno saber que cada uno es dueño de sus acciones y por lo tanto lo que haga tanto como lo que no haga le pertenece completamente. Mucha gente se siente frustrada y culpa a su pareja: "No me comprende", dicen. Sería bueno preguntarles qué hacen ellos para ser comprendidos o si comprenden ellos al otro, o si se comprenden a sí mismos.

• **Es necesario saber parar a tiempo los conflictos emocionales.** La pasión y la emoción no tienen nada que ver con la lógica y la razón. Las palabras, por razonables que sean a veces no pueden nada con los sentimientos desbordados por eso, algunas veces hay que saber reconocer ese estado de desbordamiento, de falta de armonía y no intentar solucionarlo meramente con palabras. A veces incluso es mejor dejar de hablar, reconocer la falta de empatía de ese momento y trabajar para reestablecerla pero sin tocar el tema que ha provocado el conflicto. Dejarlo pendiente y ponerse a trabajar para reestablecer la armonía. Así, la pareja en vez de continuar discutiendo o tratando de convencerse sobre algo en concreto que ha motivado su disputa puede dejarlo pendiente y ponerse a respirar juntos, hacer ejercicios de armonización abandonando temporalmente el tema conflictivo para retomarlo luego cuando estén más serenos y en armonía.

• **Hay que saber que mejor que tener razón es vivir en armonía.** Esta es la regla tántrica para mantener el equilibrio en la pareja. Cuando los miembros de la misma se enzarzan en disputas estas pueden hacerse interminables si ambos quieren convencer al otro de que tienen razón. El tántrico debe cultivar la consciencia y, dándose cuenta de la espiral en que se está cayendo, debe saber pararla. Renunciar a convencer a la otra persona no supone renunciar a sus propias razones pero sí renunciar a seguir perdiendo el tiempo y la energía. Si ambos están en el camino tántrico de la consciencia renunciarán a tener razón y buscaran primero serenarse, respirar juntos, meditar juntos y hacer una meditación fortalecedora para horas o días después hablar serenamente sobre el conflicto que provocó la chispa incendiaria entre ellos. Comprender que cuando surgen esas chispas lo primero y necesario es controlar las llamas y el incendio que puedan ocasionar más que convencer al otro, es algo totalmente necesario y prioritario. Esto puede ser posible en cualquier pareja pero será mucho más fácil en aquellas en las que los dos hayan aceptado una forma de relación tántrica, en la que los dos entiendan a la pareja como algo que está más allá de ellos, que es sagrado, divino, feliz. Aquí ninguno pierde, ninguno cede más que el otro porque los dos aceptan que más importante que el conflicto es el amor que los une y que cultivan diariamente con la práctica del tantrismo, que los ayuda a crecer y a ser mejores, a dominarse y así, de manera controlada, volar.

El control de la energía de pareja

El tantra ve al ser humano como un conjunto de energías interiores que se manifiestan en actos concretos en la realidad. Si la energía fluye correctamente por el cuerpo, el individuo se siente pleno y alegre, si no fluye del todo bien, frustrado y resentido.

Lo mismo sucede entre las parejas, ya que existe algo que podemos llamar la energía de la pareja. Cada pareja posee una energía propia, fruto de la unión de la energía de los dos individuos que la componen, más que de la unión, podríamos decir del cruce, ya que la energía de pareja no es el resultado de la suma de las energías de los individuos sino de su encuentro. Si el encuentro es débil, la energía es baja.

Para hacer más fuerte el encuentro de las energías de los individuos (y así fortalecer la energía de pareja) es necesario ampliar el conocimiento del uno sobre el otro, ampliar la comunicación, ampliar el contacto.

Para esto, claro, el tantra es altamente recomendable. A través de la práctica del sexo consciente no sólo aprenderemos a ampliar nuestra energía individual, sino que lograremos ampliar el punto de contacto que nos une con nuestra pareja.

Ese punto se fortalecerá, y la unión se tornará indestructible; esto, lo sabemos, que es tan difícil de decir hoy en momentos en que a la gente en general le cuesta establecer relaciones duraderas, es sin embargo posible.

Y cuando hablamos de relaciones indestructibles no hablamos sólo de parejas que estarán casadas muchos años y serán felices juntos hasta la muerte, también hablamos de parejas que no buscan pasar la vida juntos pero sí disfrutar al máximo del tiempo que les toque compartir.

La dimensión global de la comunicación de pareja

Desarrollar las habilidades de comunicación tiene pues una dimensión global en el tantra. No es solamente aprender a hablar y a expresar los sentimientos con confianza sino que también es aprender a comunicarse energéticamente, a niveles de chakras y energías internas de la pareja, aprender a armonizarse y comunicarse subconscientemente, a trabajar juntos los sueños, la intuición y los sentidos psíquicos.

Es entonces abrir las posibilidades de la pareja a todo un nuevo universo, es vivir el amor y la relación en un nuevo nivel. Pero esto no se consigue por sí mismo, esto necesita algo más que el amor y los buenos sentimientos por muy imprescindibles que estos sean hace falta algo más: es necesario que los dos se entreguen a esa tarea, que los dos se entreguen al tantra para que los haga crecer más y canalice su evolución personal. Es necesario hacer prácticas y ejercicios conjuntos como la meditación fortalecedora o los rituales eróticos.

Estos permitirán acrecentar la comunicación a todo nivel, es decir: físico, mental, espiritual. El tantra enseña que a la vida hay

que aceptarla tal cual es, sin juzgarla, sin forzar los cambios sino aceptando todo lo que ella propone. Porque todo es energía
y de todo se puede extraer energía.
Lo mismo hay que hacer con la propia pareja. No forzarla, sino
amarla, no querer convencerla, sino dejarla ser. Esto es lo que
nos enseña el tantra:

*"Todo puede ser mejor si aprendemos a encontrarnos
con lo divino que hay en nosotros, que todo puede ser mejor
si aceptamos a la vida tal como es y aprendemos a gozar
de ella, a vivir en paz".*

EPÍLOGO

El tantra es el culto del éxtasis. Es, también, el arte del amor, y nos enseña a unirnos al orgasmo cósmico que es la realidad a través de nuestro propio goce. El tantra considera que la vida es hermosa y vale la pena ser vivida.

No cree que exista divinidad por fuera del cuerpo humano sino que sitúa a la divinidad en el lugar justo de encuentro de las dos polaridades que existen en cada uno de los individuos. El encuentro con el costado femenino de un individuo masculino (o viceversa) se convierte así en el más poderoso medio para acercarse a la divinidad, para volver a ser sagrado, para elevarse hacia el infinito, hacia allí donde no existen el tiempo ni el espacio. El tantra nos enseña a alcanzar la iluminación... ¿pero qué hacer cuando esto sucede? Nada, no será necesario hacer nada, porque un iluminado no tiene que hacer nada para irradiar su luz, la mera presencia del iluminado lleva la luz que de él surge hasta los rincones más oscuros del universo, de las relaciones y de la vida cotidiana.

Así, el tantra se convierte en un camino de mejoramiento para el individuo que lo practica como para aquellos que lo rodean. Las parejas crecen cuando practican el sexo tántrico porque este les ayuda a conocerse, a sentirse vivos y sagrados, a ser felices y ser mejores.

El mejoramiento que nos propone el tantra es el que surge de la libertad. Somos mejores cuanto más libres somos, y el acercarnos a la divinidad nos vuelve libres, nos libera de nuestras preocupaciones, nuestros prejuicios y nuestros preconceptos. Todo lo malo que llevamos dentro (aquello que nos pesa como una cadena de hierro) desaparece con la práctica tántrica, que nos ayuda a liberarnos de los pesos muertos que cargamos para, más leves y volátiles, acercarnos a la luz.

Y la luz es el goce de estar vivo, la luz es la felicidad, la luz es la armonía, es la unión de la pareja. Y todo eso se logra con el tantra.